新护士规范化培训
临床护理操作技能与行为规范

主编　彭　飞　高连娣　席淑华

U0220049

上海科学技术出版社

图书在版编目(CIP)数据

新护士规范化培训：临床护理操作技能与行为规范 /
彭飞,高连娣,席淑华主编. —上海：上海科学技术出
版社,2019.8(2022.4重印)

ISBN 978 - 7 - 5478 - 4481 - 6

Ⅰ.①新… Ⅱ.①彭… ②高… ③席… Ⅲ.①护士一
技术培训一教材 Ⅳ.①R192.6

中国版本图书馆 CIP 数据核字(2019)第 124184 号

新护士规范化培训：临床护理操作技能与行为规范
主编 彭 飞 高连娣 席淑华

上海世纪出版(集团)有限公司
上海科学技术出版社 出版、发行
(上海市闵行区号景路 159 弄 A 座 9F-10F)
邮政编码 201101 www.sstp.cn
当纳利（上海）信息技术有限公司印刷
开本 889×1194 1/32 印张 8.5
字数 230 千字
2019 年 8 月第 1 版 2022 年 4 月第 2 次印刷
ISBN 978 - 7 - 5478 - 4481 - 6/R·1861
定价：48.00 元

本书如有缺页、错装或坏损等严重质量问题,请向工厂联系调换

内容提要

本书以标准流程化的形式介绍了 25 项基础护理、14 项专科护理及 6 项重症监护技术操作，每个技能都从案例引入，然后提出问题、分析问题，再介绍操作流程及注意事项，同时将操作中的文明用语、行为规范融入操作流程中，注重操作过程中护士的人文关怀，体现了护理操作的专业化、标准化。

本书实用性强，可作为新护士护理操作技能以及行为规范的学习、培训和考核的指导用书。

编者名单

主　编　彭　飞　　高连娣　　席淑华

副主编　俞荷花　袁　旭　　李　冬　　刘兰芬

编　者（按姓氏笔画排序）

王　燕　　王冬梅　　王家美　　王晶晶　　冯　霞

吕　君　　刘兰芬　　杜锦霞　　李　冬　　李晓林

宋杏花　　陈春花　　陈静静　　皇惠丽　　俞荷花

洪涵涵　　袁　旭　　顾春红　　钱小洁　　高连娣

席淑华　　黄　歆　　彭　飞　　葛青华　　蒋卓娟

序　言

《全国护理事业发展规划(2016—2020年)》中明确指出,建立"以需求为导向,以岗位胜任力为核心"的护士培训体制,重点要加强新入职护士的培训,切实提高护理专业质量和服务能力。2016年国家卫生健康委员会制定的《新入职护士规范化培训大纲(试行)》中指出,开展新入职护士培训是培养合格临床护士的重要途径,是提高临床护理质量、保障医疗安全的有力举措,对于提高护士队伍整体素质和服务能力水平具有重要意义。本书编者选取了45项新护士规范化培训临床护理操作技能流程及行为规范,旨在指导新入职的护士尽快提高护理专业技术能力和服务能力,以胜任临床护理岗位。

该书具有以下特色:一是创新性,以标准流程的形式,结合案例设置,将操作中的文明用语、行为规范融入其中,体现了人文关怀;在规范流程的同时,规范了语言及行为举止。二是规范性,该书涵盖了《新入职护士规范化培训大纲(试行)》中的25项基础护理技能操作、14项专科护理技能操作及6项重症监护技术操作。三是实用性,编者将培训内容与临床案例相结合,可读性强,有利于新护士理解和掌握。四是操作性强,每一项操作均由案例导出,以设问的方法引出标准的操作流程和行为规范,并辅以考核的标准，体现护理操作的专业化和标准化，达到"易学、易用、易上手"的目的。该书不仅适用于新入职护士的培训，也可作为临床护士的培训参考。

海军军医大学护理学院

教授，博士生导师

前　言

　　护理操作是护士专业能力的重要组成部分,也是护士从事护理工作的必备条件和基本功。严谨规范地执行各项临床护理操作,同时将人文关怀融入护理操作中,从而提升护理质量、保障患者安全、改善患者住院体验、让患者满意,让护理操作有"温度",这是社会和患者所期盼的。

　　对于刚结束临床实习生活、跨入护理岗位的新护士而言,如何做到尽快适应新的环境,实现从学生到专业护士的角色转变;如何在新入职护士规范化培训期间,快速掌握各项护理操作流程及规范;如何在落实各项操作中遵循"以患者为中心"融入人文关怀,这是新护士所急需的。

　　目前,我国临床护理教育和培训改革正处于初级阶段,新护士规范化培训处于探索阶段,国家卫生健康委员会于2016年颁布了《新入职护士规范化培训大纲(试行)》(以下简称《大纲》)。结合当前我国护理事业发展现状,如何建立规范化、人文化的护理操作规范,进一步推进和落实《大纲》对培训的计划、内容、形式的明确要求,这是临床护理教师所急需的。

　　为此,海军军医大学附属长征医院护理团队执笔编写了《新护士规范化培训——临床护理操作技能与行为规范》,该书涵盖了《大纲》中的25项基础护理技能操作、14项专科护理技能操作及6项重症监护技术操作,共形成 45 项临床护理操作流程及行为规范。

本书编写原则及指导思想为力求科学实用、可操作性强,适用于临床各级护理人员及在校护理师生护理操作技能的学习、培训和考核。本书的特点是在操作流程中融入人文关怀,规范流程的同时规范语言、行为举止,由长期工作在临床一线的临床护理专家和护理教育专家深入实践、总结经验、精心编写而成。希望这本"走心"之作能将海军军医大学附属长征医院护理团队临床教学"结晶"带给广大护理同仁,对新护士护理操作指导及临床教学起到指导作用。

主编

2019 年 5 月

目　录

第一章

基础护理技能操作流程及行为规范

一、流动水洗手及手消毒法

案例

护士小赵在某医院的急诊留观病房工作，至今已经工作一年了。目前她承担患者的基础护理工作较多。今日早晨，她和往常一样来到病房为患者做口腔护理，由于前一天患者比较多，需要做口腔护理的患者自然也很多。小赵给7床做完口腔护理之后，准备了东西便准备直接为8床患者做。8床患者问道："护士，你都不洗手的吗？"小赵生气地说道："那么多患者要做口腔护理，我一个个洗手，洗到什么时候啊……"最后在患者及家属的强烈要求下，小赵回到护士站水池旁，匆匆地用水湿了一下手，在衣服上蹭了两下，便回到患者身边继续为他做口腔护理。

【思考】

（1）你觉得护士小赵在操作中存在哪些问题？

（2）如何在工作中规范自身的行为？

【分析】

1. 主要存在的问题

● 在操作流程方面

（1）护士院内感染及无菌操作意识不强，洗手依从性不强。

（2）洗手操作流程不规范（如：未遵循六步洗手法、洗手完毕后用擦手纸擦净等）。

● 在行为规范方面

（1）新护士缺乏正确洗手知识：缺乏接触患者前后应该洗手的意识。

（2）护理礼仪不规范：在当患者提出疑问时，仍然未能意识到自己的不足之处。

2. 如何在工作中规范自身的行为

（1）认真学习各项操作规范，熟练各项操作流程，规范自身行为，提升专业技能。

（2）掌握专业护理知识，严格按照操作流程执行，不能流于形式。

（3）护士加强自我保护意识，增强院感防控意识，熟练掌握洗手指征。

（4）严格按照"六步洗手法"进行，洗手后采取自然晾干或擦手纸进行擦拭，防止造成二次污染。

· 目的 ·

洗手的目的是通过科学的洗手流程，达到清除手部皮肤污垢和部分致病菌，避免经手造成环境、医疗器具、患者用品等污染，防止直接或间接造成患者或医务人员的感染，是提高医疗质量、保障患者和医务人员安全等工作的一项重要内容。

· 操作流程及行为规范 ·

项　目	操作流程	行为规范
素质要求	操作者修剪指甲，手背不佩戴戒指、手镯等饰物；手部无伤口	服装整洁，仪表端庄
操作前准备	1. 洗手池清洁、干燥 2. 流动自来水，水龙头为非手触式开关 3. 备一次性包装液体皂液 4. 备纸巾或暖风吹手设备	检查洗手设施、洗手液、擦手纸，合理放置

（续表）

项　目	操　作　流　程	行　为　规　范
操作过程	1. 湿手：在流动水下充分湿润双手 2. 涂皂：取洗手液放于掌心，均匀涂抹至整个手掌、手背、手指、指缝及手掌的各个关节 3. 六步洗手法： 　（1）掌心相对，手指并拢，相互交错 　（2）手心对手背，沿指缝相互揉搓，交换进行 　（3）掌心相对，双手交叉指缝相互揉搓，交换进行 　（4）手指弯曲，使关节在另一手掌心旋转揉搓，交换进行 　（5）右手握住左手的大拇指旋转揉搓，交换进行 　（6）将五个手指尖并拢，放在另一掌心旋转揉搓，交换进行 　（7）必要时增加对手腕的清洗 4. 冲手：流动水下彻底冲洗双手 5. 干手：用一次性纸巾干燥双手 6. 手消毒 　（1）取适量快速手消毒剂于掌心 　（2）严格按照六步洗手法的揉搓步骤进行揉搓 　（3）揉搓时保证手消毒剂完全覆盖于手部皮肤，直至手部干燥	1. 洗手时间＞15秒 2. 流动水冲洗，指尖向下，污水从前臂流至指甲，直至双手洗净为止（手上有泡沫为未洗干净） 3. 水的温度和水的流量大小适宜，避免污染环境及溅湿工作服 4. 用一次性纸巾彻底擦干，或者用干手机干燥双手 5. 如水龙头为手拧式开关，则应采用防止手部再污染的方式关闭水龙头
操作后	正确处置各类物品，洗手设施处于备用状态	

· 注意事项 ·

（1）如手部皮肤无肉眼可见的污染可由使用快速手消毒剂替代洗手。

（2）当手部有明显污染和血迹时，必须使用皂液和流动水洗手。

（3）医务人员在接触患者血液、体液和分泌物以及被污染性致病微生物污染的物品后，必须洗手，然后进行卫生手消毒。

（4）有耐药菌流行或暴发时，建议使用抗菌皂液洗手。

（5）医务人员进行侵入性操作时应戴无菌手套，戴手套前后应洗手。

（6）一次性无菌手套不得重复使用，戴手套不能代替洗手。

附：流动水洗手及手消毒法操作法考评标准（参考）

项目	考核操作要点	标准分	评分细则	扣分说明
素质要求	1. 仪表端庄，服装整洁	3	衣帽不整洁、戴首饰、未剪指甲，发现一处扣1分	
	2. 手背不佩戴戒指、手镯等饰物，修剪指甲	2		
操作前准备	3. 洗手池清洁、干燥	10	操作前未检查洗手设备扣5分 洗手设备放置准备不合理扣5分	
	4. 流动自来水，水龙头为非手触式开关			
	5. 备一次性包装液体皂液			
	6. 备纸巾或暖风吹手设备			
操作过程	7. 正确开启水龙头，充分湿润双手	10	开启水龙头方法不正确扣5分 双手未充分湿润扣5分	
	8. 取洗手液放于掌心，均匀涂抹	5	洗手液未均匀涂抹扣5分	
	9. 正确应用六步洗手法，清洗双手，也可以将洗手分为七步，即增加清洗手腕	30	未按顺序操作扣10分 遗漏1个步骤扣5分 遗漏4个步骤为0分	
	10. 指尖向下，流动水下彻底冲洗；用一次性纸巾彻底擦干，或者用干手机干燥双手	20	指尖未向下扣5分 未彻底冲洗干净扣5分 干手方法不正确扣10分	
	11. 如水龙头为手拧式开关，则应采用防止手部再污染的方式关闭水龙头	10	关水龙头时手再次污染扣10分	
	12. 洗手时间>15秒	5	洗手时间未符合要求扣5分	
操作后	13. 冲洗彻底，注意节力原则	5	冲洗不彻底，手上有泡沫扣5分	
	14. 用物处理恰当	5	未处理用物扣5分	

（续表）

项目	考核操作要点	标准分	评 分 细 则	扣分说明
理论提问	15. 洗手目的	10	根据回答情况酌情扣分	
	16. 洗手的注意事项			
总分		100	得分	

（冯　霞）

二、无 菌 技 术

案 例

某科室将要出院患者因急性尿路感染延误出院:

新护士小张刚刚进入临床工作不久,在教员的带领下各操作也逐渐掌握。近几天小张苦练导尿术,虽然步骤手法要领熟记于心,练习时也井井有条,但因缺少实际案例操作,即使得心应手,也甚觉乏味。这天,5床患者因术后尿潴留急需导尿,小张自告奋勇,但由于第一次实际操作,心里不免有些慌乱,再者情况紧急加之患者家属在旁边不停催促,导致小张手忙脚乱,就连消毒棉球也反复使用,更是连无菌手套都忘记戴就将尿管插了进去……

【思考】

(1)你觉得新护士小张在操作中存在哪些问题?

(2)如何在工作中规范自身的行为?

【分析】

1. 主要存在的问题

● 在操作流程方面

(1)护士操作流于形式,缺乏临床经验,理论与实践分离。

(2)理论知识掌握不扎实,未区分无菌区、非无菌区、清洁区、无菌物品、污染物品等的真正概念。

● 在行为规范方面

(1)护士院内感染及无菌操作意识不强,未意识到无菌操作是作为预防医院感染的一项重要而基础的技术。

(2)师资力量有待加强,新护士首次临床操作不宜选择急症患者。

2.如何在工作中规范自身的行为

（1）加强无菌观念，预防医院感染：无菌技术是防止院内感染的关键措施，贯穿在各项技术操作中，是每个医护人员必须严格遵守的医疗法规，只有这样才能有效控制医院感染，确保患者安全。

（2）规范技术操作，强化操作训练：认真学习无菌技术操作规范，熟练操作流程，规范自身行为，提升专业技能。

·目的·

无菌技术指在医疗、护理操作中，防止一切微生物侵入人体和防止无菌物品、无菌区域被污染的操作技术。对于医务人员而言，严格遵守无菌技术的标准操作流程对预防和控制感染、保证患者及医务人员自身安全十分重要。

·操作流程及行为规范·

项　目	操 作 流 程	行 为 规 范
评估	1.操作环境清洁、宽敞、符合无菌操作原则 2.无菌物品符合规范要求，摆放合理	紫外线每日消毒，操作前半小时内停止清扫工作
素质要求	1.指甲平短、清洁 2.不佩戴饰物 3.洗手、戴口罩	服装整洁、仪表端庄
用物准备和检查	治疗盘、弯盘（检查：呈清洁备用状态）、棉球罐、安尔碘、棉签（检查：名称、有效期）、无菌溶液（检查：溶液浓度、名称、剂量、有效期；撕开外包装袋，检查：内包装完好无破损、渗漏；溶液澄清无浑浊、杂质、变色）、无菌手套（检查：名称、号码、有效期、外包装无破损）、无菌包（检查：名称、有效期、指示带已变色、包布无潮湿、无破损）	

（续表）

项　目	操　作　流　程	行　为　规　范
无菌持物钳使用	1. 取：持上 1/3，前端闭合垂直取出 2. 用：钳前端向下取出无菌物品 3. 放：前端闭合垂直放回容器，放好后将前端打开	1. 无菌持物钳不能夹取未灭菌的物品及油纱布，使用时不能低于腰部水平 2. 开包后的干镊子罐、持物钳应当 4 小时更换 3. 取远处物品时，应当连容器一起移至物品旁
无菌容器的使用	从前往后开盖，盖内面向下（若放于桌上则内面向上放置），盖盖子时，从后向前端将盖子盖严	无菌容器打开后，记录开启日期、时间并签全名，有效期 24 小时
无菌包的使用	1. 检查名称、灭菌日期，消毒指示带是否变色，有无潮湿或破损，解带挽结，开包 2. 用无菌持物钳取出无菌巾，按原折痕包好，注明开包时间（24 小时有效）和姓名 3. 将无菌巾逐层打开铺于清洁、干燥的治疗盘内，上层叠成扇形 4. 依次放入无菌物品，将上层无菌巾盖好，边缘对齐，将边缘开口处向上反折（有效期 4 小时）	1. 铺无菌盘区域清洁、干燥，无菌巾避免潮湿 2. 注明铺无菌盘的日期、时间并签全名，无菌盘有效期 4 小时
取无菌溶液	1. 检查药品质量，启开铝盖，取下瓶塞，冲洗瓶口（标签朝掌心） 2. 倒无菌溶液后塞好瓶塞，消毒，盖严瓶塞	不可将无菌物品或非无菌物品伸入无菌溶液内蘸取或者直接接触瓶口倒液，已倒出的溶液不可再倒回瓶内
戴、脱无菌手套	1. 检查灭菌日期及型号 2. 打开包装，提反折部分取出手套戴上，对准五指戴上，双手调整手套位置，将手套方便扣套在工作衣袖外面 3. 脱手套时，采取翻转法避免手被污染	1. 戴手套时应当注意未戴手套的手不可触及手套外面，戴手套的手不可触及未戴手套的手或另一手套的里面 2. 戴手套后如发现有破洞，应立即更换，脱手套时，应翻转脱下
整理	1. 清理用物，物品归位 2. 洗手、脱口罩	

·注意事项·

(一)无菌持物钳(镊)使用注意事项

1. 无菌持物钳(镊)罐应配套使用。

2. 无菌持物钳不能夹取未灭菌的物品,也不能夹取油纱布。

3. 取远处物品时,应当连容器一起搬移到物品旁使用。

4. 使用无菌持物钳时不得低于腰部水平。

5. 打开包后的干镊子罐、持物钳应当4小时更换。

(二)铺无菌盘的注意事项

1. 铺无菌盘的区域必须清洁、干燥。

2. 无菌巾避免潮湿。

3. 非无菌物品不可触及无菌面。

4. 覆盖无菌巾时注意使边缘对齐。

5. 已铺好的无菌盘的有效期为4小时。

附:无菌技术操作的考核标准(参考)

项目	考核操作要点	标准分	评分细则	扣分说明
素质要求	1. 仪表端庄、服装整洁	5	衣帽不整洁、化浓妆、未穿护士鞋、袜子不符要求,发现一处扣1分	
评估	2. 操作环境符合要求	5	环境不符要求扣5分	
	3. 检查无菌物品有效期、消毒效果、完整、无潮湿	5	未检查无菌物品扣5分	
操作前准备	4. 洗手、戴口罩、备齐用物、放置合理	5	用物准备不全,缺一项扣1分	
无菌持物钳使用	5. 核对检查正确、签署开封时间、姓名	5	未标注开封时间、姓名扣5分	
	6. 取放钳正确	5	取放钳错误扣5分	
	7. 用钳正确	5	用钳错误扣5分	

（续表）

项目	考核操作要点	标准分	评分细则	扣分说明
无菌包使用	8. 核对检查正确	5	未正确检查核对扣5分	
	9. 按顺序打开无菌包（内层包布用无菌持物钳打开）	5	内层包布未用无菌持物钳打开扣5分	
	10. 按原折痕包好，注明开封日期、时间并签名	5	未注明开封日期时间并签名扣5分	
取无菌溶液	11. 核对检查正确、签署开封时间、姓名	5	未正确检查核对扣5分	
	12. 消毒瓶口（倒无菌溶液前后），打开瓶盖方式正确	5	未消毒瓶口或开瓶盖方式不正确扣5分	
	13. 取无菌溶液方法正确，标签向上，冲洗瓶口从原处倒出	5	取液方法不正确，标签未向上扣5分	
戴无菌手套	14. 检查方法正确	5	未检查无菌手套扣5分	
	15. 戴手套方法正确	5	戴手套方法错误扣5分	
	16. 脱手套时翻转脱下	5	未翻转脱手套扣5分	
操作后	17. 清理用物、整理环境，洗手	5	用物处理不当扣5分	
评价	18. 掌握无菌原则	5	无菌原则不清扣5分	
	19. 注意节力原则，动作轻巧准确	5	操作不熟练扣5分	
理论提问	20. 使用无菌持物钳的注意事项	5	注意事项回答不全缺一项扣1分	
	21. 无菌操作时应注意哪些原则	5	回答不全缺一项扣1分	
总分		100	得分	

（皇惠丽）

三、穿脱隔离衣法

患者术后伤口疑似感染，护士执行操作过程中未穿隔离衣：

李某在某人民医院进行手术后，伤口创面较大，住在隔离病房，医生正在为其换药，一名新护士在医生换药期间进入病房为该患者换液体，未穿隔离衣。一天后患者出现发热，医生诊断伤口疑似感染，患者怀疑伤口感染有可能是护士进入隔离病房没有根据规定穿隔离衣造成。在与医院的调解过程中，患者向医院提出 10 万元的赔偿请求。

【思考】

（1）护士在操作过程中存在哪些问题？

（2）如何在工作中规范自身的行为？

【分析】

1. 主要存在问题

● 在操作流程方面

（1）从保护患者方面：护士未遵守隔离原则，自认为更换液体速度快，且未直接接触患者，就无须穿隔离衣，缺乏慎独的精神。

（2）从自我保护方面：感染科护士存在很大的职业性损害，由于长期接触各种传染源，自身感染可能性大，因此在接触患者的过程中，要穿隔离衣，以保护自身不受感染。

● 在行为规范方面

（1）护士缺乏院内感控防护的意识。

（2）护士未掌握严格消毒隔离知识和技能，因此导致不规范的操作。

2. 如何在工作中规范自身的行为

（1）认真学习各项操作规范，熟悉操作流程，严格遵守消毒、隔离的各项规章制度，提升专业技能。

（2）工作人员在进入隔离病房前应做好隔离措施：包括佩戴口罩帽子、穿隔离衣、戴无菌手套，必要时带防护眼镜或防护面罩、穿鞋套。穿脱个人防护装备前后应做好手卫生，掌握洗手指征。对患者进行保护性隔离，也保护工作人员，防止交叉感染以及病原体的传播。

（3）在进行诊疗、护理操作时，严格遵守标准预防的原则，可能被患者的血液、体液、分泌物、排泄物污染的情况下，应做好相应防护措施。

（4）结束操作时进行个人卫生处置。

· **目的** ·

保护患者及工作人员，防止交叉感染以及病原体的传播。

· **操作流程及行为规范** ·

项　目	操作流程	行为规范
评估	1. 患者的病情，需要采取的隔离种类、隔离措施 2. 进入病房所需要携带的东西 3. 环境设施是否符合隔离要求	向家属宣教隔离的目的及重要性，取得其理解及配合
操作前准备	1. 护士准备：衣帽整洁、修剪指甲、卷袖过肘、取下手表、洗手、戴口罩 2. 环境准备：宽敞清洁、光线充足，符合隔离要求 3. 用物准备：隔离衣（大小合适、无破洞、无潮湿）、夹子、衣架、脱隔离衣处必须有水池，应携带的物品（如：治疗药物）	

（续表）

项　　目	操　作　流　程	行　为　规　范
穿隔离衣	1. 取隔离衣：右手持衣领，取下隔离衣，清洁面朝自己，衣领两端向外对折，对齐肩缝，露出袖子内口 2. 穿衣袖：右手持衣领，左手伸入袖内，右手将衣领向上拉，使左手露出来。左手持衣领，右手伸入袖内举手将衣袖上抖（注意：衣袖勿触及面部） 3. 系衣领：双手由衣领中央顺着边缘向后将衣领扣子扣好（注意：袖口不可触及面部、衣领及帽子） 4. 系袖口：将双侧袖口对齐扎好袖口后系上袖带，需要时用橡皮圈束紧袖口 5. 系腰带：将隔离衣的一侧（约腰部以下 5 cm 处）逐渐向前拉，见到衣边捏住边缘，再同法捏住另一边（注意：勿将手触及隔离衣的内面），双手在背后将两侧边缘对齐，在身后向一侧折叠，一手按住折叠处，另一手解开腰带并将腰带移至背后，双手交叉进行，并将腰带在背后交叉后，回到前面打一活结 6. 戴手套：按照戴无菌手套的要求戴好手套	衣袖不得触及头部、衣领及帽子，双手不得触及隔离衣内面
进入隔离区	进行必要的操作，操作前、中、后做好严格查对：核对患者的姓名、年龄、住院号等，做好解释工作	向患者宣教隔离的目的及重要性，使患者能够理解并配合隔离措施 "××床××患者，我现在穿隔离衣为您进行护理操作，请您不要紧张，鉴于您的疾病类型，我们需要采取隔离措施，以防发生交叉感染加重您的病情，请您配合，谢谢。"

（续表）

项　目	操　作　流　程	行　为　规　范
脱隔离衣	1. 脱手套：按脱手套法脱去手套 2. 解腰带：解开腰带，在腰部前面打一活结 3. 解袖扣：松开袖口，在肘部上拉衣袖，将部分隔离衣衣袖塞入工作服衣袖内，露出前臂和双手 4. 消毒双手：按外科手消毒法消毒前臂和双手 5. 解衣领：注意保持衣领清洁 6. 脱衣袖：右手伸入左侧衣袖内拉下衣袖遮盖左手（用清洁手拉衣袖内的清洁面），再用遮盖衣袖的左手握住右手隔离衣袖的外面，将衣袖拉下遮盖右手，双手交替握住袖子逐渐从袖口退出，对齐肩缝，衣边对齐折好，污染面朝外悬挂在污染区 7. 挂隔离衣：双手持衣领将隔离衣挂在衣架上	脱隔离衣时，双手不得触及隔离衣内面
整　理	1. 操作后处理：将衣服的清洁面朝外卷好，投入专用的污衣袋中 2. 洗手：按六步洗手法洗手，必要时洗手腕	

·注意事项·

（1）隔离衣只限在规定区域穿脱。

（2）穿前检查隔离衣有无破损、潮湿；穿时勿使衣袖触及面部及衣领，发现有渗漏或破损应及时更换；脱时应注意避免污染。

（3）如果脱下的隔离衣挂在半污染区或橱内，应清洁面朝外，如果挂在污染区，应污染面朝外。

（4）穿隔离衣进入污染区后，不得再进入清洁区。

（5）特殊感染时应穿一次性隔离衣，防止二次污染。

附：穿脱隔离衣的考核标准（参考）

项目	考核操作要点	标准分	评 分 细 则	扣分说明
操作前	1. 仪表端庄，服装整洁	5	衣帽不整洁、化浓妆、不穿护士鞋、袜子不符合要求等，发现一处扣1分	
	2. 环境准备，备齐用物	5	用物准备不全，缺一项扣1分	
	3. 洗手、戴口罩，取下手表、卷袖过肘、修剪指甲	5	未洗手、戴口罩扣1分，戴首饰手表、指甲长，发现一处扣1分	
	4. 检查隔离衣	5	未检查隔离衣扣5分	
操作中	5. 取衣：清洁面朝自己、衣领两端向外折齐	5	未将清洁面朝自己扣5分	
	6. 穿衣：手持衣领、穿袖 扣领扣	5	袖子触及面部5分	
	扣袖扣	5	袖扣松散扣5分	
	7. 整衣：（先拉左后拉右、对齐后抖）	5	衣缝未对齐，隔离衣未完全遮盖工作服扣5分	
	系腰带	5	未系腰带扣5分	
	扣下摆扣	5	未扣下摆扣5分	
	8. 脱衣：解下摆扣、松腰带 解袖口、塞衣袖 刷手2分钟、擦手 解开衣领扣 脱袖包手	5	操作顺序错误扣5分	
		5	未塞衣袖扣5分	
		5	刷手不规范扣5分	
		5	双手触及隔离衣外面扣5分	
		5	脱袖时双手触及隔离衣外面扣5分	
	9. 双手退出	5	手法不正确扣5分	
	10. 动作轻巧，正确熟练	5	操作不熟练扣5分	

（续表）

项目	考核操作要点	标准分	评分细则	扣分说明
操作后	11. 提衣领,挂衣钩	5	清洁区污染区概念不清扣5分	
理论提问	12. 穿脱隔离衣的注意事项	5	理论回答少一条扣1分	
	13. 隔离分类、分区			
总分		100	得分	

（皇惠丽）

四、生命体征监测技术

案例

患者,女性,李兰,60岁,因发热一周余来院就诊,既往有房颤病史,无高血压、糖尿病史,拟"肺炎"收入住院。入院时神志清,步入病房,责任护士小张是一名新护士,安置好患者后,即刻按入院护理常规测量生命体征(体温、脉搏、呼吸、血压),测得 T：38℃,P：88 次/分,呼吸：20 次/分,BP：170/100 mmHg。小张护士测量后未交代患者注意事项随即离开病室,回到护士站将测得的生命体征进行了记录。下午医生查房时发现患者入院时的血压高时询问患者有无高血压史,患者否认有高血压史,即刻重新测量血压,此时血压为140/88 mmHg。

【思考】

(1) 护士在操作过程中存在哪些问题?

(2) 如何在工作中规范自身的行为?

【分析】

1. 主要存在问题

● 在操作流程方面

(1) 护士在测量生命体征之前,未能详细评估,了解患者病情及既往史等。

(2) 护士未能严格执行操作规范,测量生命体征未选择在患者平静时进行。

（3）护士对测量的结果未引起重视，未进行重新测量也未及时汇报医生。

● 在行为规范方面

（1）操作前未向患者解释操作的目的及详细评估患者。

（2）对测量的异常结果未重视，未进一步询问患者有无头痛、头晕等不适感觉。

（3）操作结束后未向患者交代注意事项。

2. 如何在工作中规范自身的行为

（1）科室对新护士要加强培训，尤其对于基础性的护理操作，除了熟练操作流程更要掌握操作的目的、注意事项及患者的配合要点并在临床工作中督促落实。

（2）作为新护士要加强操作训练的同时要加强理论学习，在测量生命体征等基础性的操作时，不仅仅只是完成操作后记录数据，而且要知晓操作本身的目的是通过规范测量为医生提供患者准确的数据以指导诊断和治疗。

（3）护士要加强与患者和医生的沟通，在操作中与患者多沟通，操作后对于异常值要及时与医生沟通，以便及时处理保证患者安全。

·目的·

生命体征监测技术是对个体体温、脉搏、呼吸、血压进行准确、规范监测的技术。通过护理人员准确、及时的完成生命体征测量，了解患者生命体征是否正常，为预防、诊断、治疗及护理提供依据。

·操作流程及行为规范·

项　目	操　作　流　程	行　为　规　范
解释评估	1. 了解患者的病情、年龄、意识状态及合作程度 2. 了解患者是否存在影响生命体征测量的因素：如患者30分钟内有无洗澡、做运动等 3. 选择合适的测量方式，告知操作的目的，取得配合	核对床位牌，双向核对（使用两种以上身份识别方法）并解释。"××床，请问您叫什么名字（查看手腕带），现在需要给您测量一下体温、脉搏、呼吸和血压，请问您在30分钟之内有没有洗过澡或运动过？现在身体有什么不舒服吗？我去准备一下用物，请稍等。"（测量腋下体温：帮助擦干腋下汗水；测量口温：询问30分钟中内有无进冷、热食物；肛温：检查肛周的皮肤及询问30分钟内有无坐浴或灌肠）
操作前准备	1. 护士准备：服装整洁、六步洗手法洗手 2. 物品准备：手表、笔、生命体征记录单、收发体温表容器、体温计（刻度清晰、无破损、水银柱甩至35℃以下）、听诊器、血压计（刻度清晰、无破损、合格证在有效期内）。如需测肛温，携带石蜡油纱布、纱布及容器 3. 环境准备：安静、整齐、光线充足	操作者自身准备、物品准备及环境准备符合要求
操作前核对	备齐用物至床旁，再次核对患者信息，协助患者取合适体位	"××床××患者，现在需要给您测量生命体征，您这样的体位舒服吗？（患者取平卧位）请您配合一下。"
测量体温	1. 腋温：将体温计水银端夹在腋下并曲肘夹紧，测量5～10分钟后取出 2. 口温：水银端斜放在舌下，闭口勿咬，3分钟中以后取出 3. 肛温：石蜡油纱布润滑水银端，将体温计插入肛门3～4 cm，3分钟后取出，纱布擦拭后放入专用容器	"您好！现在需要先为您测一下体温，请您测体温的时候，胳膊一定夹紧。（采取口温和肛温测量的交代注意事项并注意保护患者隐私），谢谢您的配合。"

（续表）

项　目	操作流程	行为规范
测量脉搏、呼吸	1. 将患者手臂放松置于床上或桌上 2. 用示指、中指、环指指腹按于桡动脉处，压力大小以能清楚触及脉搏波动为宜，计数 30 秒 3. 异常脉搏或者危重患者需测量 1 分钟 4. 出现细脉时由两名护士同时测量，一人听心率，一人测脉率，由听心率者发出"开始"和"停止"口令，计时 1 分钟 5. 护士测脉搏后手仍然保持诊脉姿势；观察胸部或腹部起伏（一起一伏为一次）；一般情况测量 30 秒，测得数值乘以 2 6. 婴儿或异常呼吸者应测 1 分钟	"您好！我现在开始为您测脉搏，请您放松把手臂舒展地放在床上，手掌向下。"
测量血压	1. 患者坐位时手臂平第四肋，仰卧位时平腋中线，使被测肢体的肱动脉与心脏位于同一水平（避免与测腋温或者输液肢体同侧） 2. 卷袖露臂，肘部伸直掌心向上，使血压计"0"点应与肱动脉、心脏位于同一水平 3. 驱尽袖带内空气，平整地缠于上臂中部，其下缘距肘窝 2～3 cm 松紧以能塞入一指为宜 4. 将听诊器放于肱动脉搏动最明显处，一手稍加固定，一手握输气球，关闭压力活门 5. 充气至动脉搏动音消失后再升高 20～30 mmHg 6. 第一声搏动音为收缩压；搏动音突然减弱明显或消失为舒张压 7. 取下袖带，整理衣袖，关心患者 8. 放尽袖带内空气，整理血压计	"您好！我现在开始为您测血压，您这样躺着舒服吗？请您放松把手臂舒展地放在床上，手掌向上，我帮您的衣袖往上卷一下，您尽量放松，谢谢您的配合。"
整理记录	1. 操作完毕，整理用物，协助患者取舒适卧位 2. 按要求消毒物品 3. 洗手 4. 将 T、P、R、BP 记录在生命体征记录单上	"××床××患者，您好！生命体征已经全部测好了，目前生命体征都是好的，您好好休息，如需要可以按铃叫我（将呼叫器放在触手可及的地方），我也会随时来看您的，再次感谢您的配合。"

·注意事项·

（一）体温测量法的注意事项

（1）婴幼儿、精神异常、昏迷、口腔疾患、口鼻手术、呼吸困难的患者不宜测量口温。腋窝有创伤、手术、炎症、腋下出汗多、肩关节受伤或过度消瘦者，不宜测量腋温。直肠肛门部位疾病及手术、腹泻患者、心肌梗死患者不宜测肛温。心肌梗死患者会因肛表插入引起一过性迷走神经兴奋，导致心律不齐。

（2）避免影响体温测量的各种因素。测温前若有进食、冷热饮、冷热敷、沐浴、运动、坐浴、灌肠等，应休息 30 分钟后再测量。

（3）测口温时，如患者不慎咬碎体温计，首先应立即消除口腔内玻璃碎屑，防止损伤口腔、食管、胃肠道黏膜。然后口服蛋清液或牛奶以延缓汞的吸收，病情允许的情况下可服用粗纤维食物促进汞的排泄。

（4）发现体温与病情不符时，应重新测量并在床旁监测。

（5）集中测量多个患者的体温时，在测量前后均应仔细清点和检查体温计的数量及有无损坏，以免将体温计遗留在患者床上造成意外伤害。

（二）脉搏测量法（以桡动脉为例）的注意事项

（1）若测量前患者有剧烈活动、紧张恐惧、哭闹等情况，待安静休息30 分钟后再测。

（2）为偏瘫患者测量脉搏，应选择健侧肢体测量。

（3）不可用拇指诊脉，因拇指小动脉搏动明显，易与患者动脉搏动相混淆。

（4）当脉搏细弱无法测量清楚时，可用听诊器听心率 1 分钟。

（三）呼吸测量法的注意事项

（1）若测量前患者有剧烈活动、情绪波动、哭闹等情况，待安静休息30 分钟后再测。

（2）由于呼吸受意识控制，故测量时要分散患者注意力，使其呼吸状态自然，以保证测量的准确性。

（3）危重患者呼吸微弱，可将少许棉花放于患者鼻孔前，观察棉花纤维被吹动的次数，计数 1 分钟。

（四）血压测量的注意事项

（1）需密切观察血压者，测血压应做到"四定"：定时间、定部位、定体位、定血压计。

（2）若测量前患者有剧烈活动、剧烈情绪波动、吸烟、进食等情况，待安静休息 30 分钟后再测；若患者膀胱充盈，请其排空膀胱后再测。

（3）测量的肢体、肱动脉与心脏处于同一水平位置，卧位时平腋中线，坐位时平第四肋。

（4）偏瘫、肢体有损伤的患者测血压时应选择健侧肢体；避免选择静脉输液侧肢体，以免影响液体输入。

（5）当血压听不清或有异常需要重新测量时，将袖带内气体驱尽，待水银降至"0"点，稍候片刻再测量，一般连续测量 2～3 次，取其最低值。

（6）排除影响血压准确性的外界因素

·设备原因：袖带过宽，大段血流受阻，测得血压值偏低，袖袋过窄，需要加大力量才能阻断动脉血流，测得血压值偏高。此外橡胶管过长水银量不足也可使测得血压值偏低。

·操作原因：① 患者体位：肱动脉位置高于心脏水平，由于重力原因，会使得测得血压值偏低；反之则偏高。② 袖带松紧：袖带缠得过紧，未充气前血管已受压，会使得测得血压偏低；袖带缠得过松，呈气球状，有效面积变窄，测得血压值偏高。③ 视线水平：测量者视线高于水银柱弯月面，使得测得血压值偏低；反之则偏高。④ 放气速度：放气速度太慢，静脉充血时间长，使得测得舒张压偏高；放气太快，不易看清数字，读数不准。

附：生命体征测量技术考核标准（参考）

项目	考核操作要点	标准分	评 分 细 则	扣分说明
素质要求	1. 服装、鞋帽整洁	1	素质要求一项不符合扣1分	
	2. 仪表大方，举止端庄	2		
	3. 语言柔和恰当，态度和蔼可亲	2		

（续表）

项目		考核操作要点	标准分	评分细则	扣分说明
核对		4. 患者信息双向核对	2	未进行双向核对扣2分	
评估		5. 患者的意识状态、合作程度	2	未评估患者的意识状态、合作程度扣2分	
		6. 了解患者的身体状况	2	未询问了解患者的身体状况扣2分	
操作前		7. 六步洗手法洗手	2	洗手不规范扣2分	
		8. 按需要备齐用物、方法正确	2	用物未备齐扣2分	
		9. 环境安静、整洁	2	环境杂乱扣2分	
操作中	测体温	10. 核对，解释	2	未进行核对、解释操作的目的扣2分	
		11. 测体温操作方法正确	5	测体温操作不正确扣5分	
		12. 口述其他2种测温方法	3	未口述其他2种测温方法扣3分	
	测脉搏	13. 测脉用示指、中指、环指	5	测脉搏方法不正确扣5分	
		14. 部位正确，时间正确(测30 s)	3	部位和时间不正确扣3分	
		15. 误差不超过4次/分	5	结果误差大于4次/分扣5分	
	测呼吸	16. 测量呼吸方法正确	5	测量呼吸方法不正确扣5分	
		17. 测量呼吸时间正确	3	测量呼吸时间不正确扣3分	
		18. 测量结果误差不超过2次/分	5	结果误差大于2次/分扣5分	
	测血压	19. 患者体位正确	3	患者体位放置不正确扣3分	
		20. 血压计位置放置正确	3	血压计位置放置不正确扣3分	
		21. 袖带排尽空气，部位正确	5	袖带未排尽空气扣2分，部位放置不正确扣3分	

（续表）

项目		考核操作要点	标准分	评分细则	扣分说明
操作中	测血压	22. 袖带松紧度合适	3	袖带松紧度过紧或过松扣3分	
		23. 听诊器放置正确	3	听诊器放置不正确扣3分	
		24. 注气、放气平稳	3	注气、放气过快、不均匀扣3分	
		25. 一次测量成功，数值准确	5	未能做到一次测量成功，数值不准确扣5分	
操作后		26. 整理床单位,协助患者取舒适体位	3	未整理床单位,安置患者扣3分	
		27. 处理用物合理	3	未按要求处理用物扣3分	
		28. 洗手、记录	3	未洗手、记录扣分;未记录扣2分	
		29. 动作轻巧、稳重、准确、安全、注意保护患者隐私	3	视总体操作情况给分	
理论		30. 回答全面正确	10	回答缺一项扣1分	
总分			100	得分	

（陈静静）

五、轴线翻身法

案 例

　　患者赵××,男,62岁,颈椎术后第2天,神志清楚,精神好,双下肢活动障碍,伤口负压引流球,留置导尿,卧床,持续心电监护中,氧气吸入,外周补液,距离上一次翻身2个小时。家属按铃呼叫护士:"护士啊,我家患者几个小时没动了,你们过来帮他翻个身好吗?我们不敢动他。"护士小王正在临床忙碌,就很不耐烦地对家属说:"阿姨,我都快忙死了,之前不是教过你们怎么翻身了吗?"小王一边说一边不耐烦地跑过去给患者后背垫上软枕便匆匆离开,家属很是无奈,向护士长投诉。

【思考】

　　(1)你觉得小王护士在操作中存在哪些问题?

　　(2)如何在工作中规范自身的行为?

【分析】

　　1.主要存在的问题

　　● 在操作流程方面

　　(1)新护士缺乏专科知识,未认识到采用轴线翻身对颈椎手术后患者的重要性。

　　(2)未掌握轴线翻身的规范操作流程。

　　● 在行为规范方面

　　(1)服务态度不佳,虽然临床护理工作繁重,但对患者必须提供优质的护理服务。

　　(2)在操作中未能和患者及家属做充分的沟通,未取得患者及家属的配合。

2. 如何在工作中规范自身的行为

（1）科室对新护士要加强培训，要求其熟练掌握各项专科操作的同时也要明确操作中的风险因素，掌握操作的目的、配合要点及注意事项，并在工作中督促严格落实，保证患者安全。

（2）作为新护士本人要加强技能训练，严格执行各项操作的规范流程，保证患者护理质量。

（3）作为新护士在操作中要树立风险意识，重视与患者、家属的沟通和交流，告知患者和家属操作的目的、配合要点、注意事项，取得其配合。

·目的·

（1）协助脊柱受损或脊椎手术患者翻身。

（2）保持脊椎平直，预防脊椎再损伤。

（3）预防压疮。

（4）保持患者舒适感。

·操作流程及行为规范·

项　目	操作流程	行为规范
核对医嘱	责任护士了解患者病情，与办公班核对医嘱，确认无误	
评　估	1. 了解患者病情，意识状态及配合能力 2. 观察患者损伤部位、伤口和管路 3. 向家属和患者做好解释，取得配合	双向核对后，向患者或家属解释，"××患者，您好！您已平躺2小时了，为了保护皮肤，避免您皮肤长期受压，现在我们要给您进行翻身，请您放松，配合我们，让我看一下您身上的伤口和管子，我去准备一下用物，请稍等。"

（续表）

项　目	操 作 流 程	行 为 规 范
操作前准备	1. 护士准备：仪表端庄、服装整洁、六步洗手法洗手、戴口罩 2. 物品准备：视病情备好 2 个软枕、小棉垫 2 个、沙袋 2 个 3. 环境宽敞，移开障碍物	操作者自身准备、物品准备及环境准备符合要求、注意保护患者隐私
轴线翻身	1. 核对，告知翻身的目的和方法、配合的注意事项 2. 操作者站于患者同侧。移去枕头，松开床尾，松开各种引流管固定别针 3. 患者有颈椎损伤，第一操作者固定患者头部，沿轴向上略加牵引，使头、颈随躯干一起缓慢移动 4. 第二操作者将双手分别置于肩部、腰部 5. 第三操作者将双手分别置于腰部、臀部，使头、颈、肩、腰、髋保持在同一水平线上，翻转至侧卧位（注意保暖） 6. 将一软枕放于患者背部支持身体，另一软枕放于两膝之间并使双膝呈自然弯曲状，两踝关节处垫棉垫，双足用沙袋抵住，保持踝关节功能位	"××床××患者，您好！现在给您翻身了，请您放松，我们会尽量轻柔，有什么不舒服请告诉我，我们先把您的枕头移去一下，好吗？"（翻身过程中随时询问患者的感受，密切观察病情变化，避免拖拉患者，保护局部皮肤，翻身后患者体位应符合病情需要，适当使用皮肤减压工具，正确使用床档。烦躁患者选用约束带。
操作后	1. 妥善固定各种导管，并保持通畅 2. 整理床单位，注意保暖，移床至原位 3. 填写翻身卡，正确记录时间	"××床××患者，您好，翻身给您翻好了，您这样的体位有什么不适吗？如果有什么需要请按呼叫器，我会及时过来帮助您，谢谢您的配合。"

·注意事项·

（一）颈椎损伤患者翻身时的注意事项

（1）颈椎损伤或术后患者翻身时至少需要 3 人。

（2）一人托住头颈部，保证头颈部与胸腰椎在同一水平轴线上。

（3）一人扶住患者肩部和胸部，另一人扶住腰部和臀部，两人同时翻动。

（4）三人同步翻动患者，动作协调一致。

（二）颅骨牵引患者翻身时的注意事项

（1）翻身时切勿放松牵引,应有专人保护头颈部,使头、肩及牵引装置同向转动,避免拖、拉、推,保持头颈与躯干成一直线,防止颈部扭曲加重脊髓损伤而引起窒息。

（2）经常检查颅骨牵引弓螺丝,如有松动应及时旋紧,以防滑脱。

附：轴线翻身法考核标准（参考）

项目		考核操作要点	标准分	评 分 细 则	扣分说明
素质要求		1. 服装、鞋帽整洁	1	衣帽不整齐,戴首饰,未穿护士鞋,浓妆艳抹,发现一处扣1分	
		2. 仪表大方,举止端庄	2		
		3. 语言柔和恰当,态度和蔼可亲	2		
患者评估		4. 了解患者病情、意识状态及配合能力	3	不了解患者病情、未评估意识状态扣3分	
		5. 观察患者损伤部位、伤口和管路	3	伤口、管路评估不到位扣3分	
		6. 清醒者做好解释,取得配合	2	未交流、解释取得合作扣2分	
操作前准备		7. 洗手、戴口罩	2	未洗手、戴口罩扣1分	
		8. 备齐用物,放置合理	3	用物不齐,缺一项扣1分	
操作过程	操作要点	9. 核对正确、解释得体	2	未告知配合要点扣2分	
		10. 观察受压部位,处理得当	3	未观察受压部位扣3分	
		11. 移去枕头,松开被尾	1	未移去枕头扣1分	
		12. 操作者站于患者同侧	2	未站于患者同侧扣2分	
		13. 将患者平移至操作者同侧床旁	2	患者未在操作者同侧扣2分	
		14. 观察患者病情变化	2	未观察患者病情变化扣2分	

（续表）

项目		考核操作要点	标准分	评 分 细 则	扣分说明
操作过程	操作要点	15. 翻身方法正确：患者有颈椎损伤时，一操作者固定患者头部，沿轴向上略加牵引，使头、颈随躯干一起缓慢移动	10	未固定患者头部扣5分头、颈、躯干未一起移动扣5分	
		16. 第二操作者将双手分别置于肩部、腰部	6	操作者双手位置不正确扣6分	
		17. 第三操作者将双手分别置于腰部、臀部，使头、颈、肩、腰、髋保持在同一水平线上，翻转至侧卧位	7	操作者双手位置不正确扣3分头、颈、肩、腰、髋未在同一水平线扣4分	
		18. 将一软枕放于患者肩背部支持身体，另一软枕放于两膝之间并使双膝呈自然弯曲状	6	枕头位置放置不正确一处扣3分	
		19. 询问患者感受	2	未询问患者感受扣2分	
操作后		20. 整理床单位，患者卧位合适	4	未整理床单位扣2分患者卧位不合适扣2分	
		21. 记录翻身时间	5	未记录翻身时间扣5分	
		22. 清理用物，洗手	8	未清理用物，洗手各扣4分	
评价		23. 动作轻巧、稳重、安全	3	动作粗暴、不准确扣3分	
		24. 注意节力原则	2	不节力扣2分	
		25. 注意为患者保暖并防止坠床	2	未盖好被子、未架床档扣2分	
		26. 翻身应注意保持脊椎平直	5	未保持脊椎平直扣5分	
理论提问		27. 颈椎损伤患者翻身注意事项 28. 颅骨牵引患者翻身注意事项	10	理论回答少一条扣1分	
总分			100	得分	

（李晓林）

六、患者搬运法

案例

赵某,男,40 岁,腰椎间盘突出症,腰椎植骨减压融合内固定术术后 2 天,神志清楚,四肢活动感觉正常,伤口负压引流球接引流袋、留置导尿管、右颈深静脉置管在位通畅。现医生嘱患者前往影像科检查,家属要求责任护士帮忙将患者一同抬至平车上进行转运,护士小王为新工作的护士,对此全麻术后导管较多的患者没有足够的护理经验,不敢贸然搬运患者,于是她对患者和家属说:"你们叫医生和转运师傅过来吧,我一个人也干不了⋯⋯"于是家属叫来护工,护士小王和护工以及家属连拖带拉把患者移到平车上。

【思考】

(1)你觉得小王护士在操作中存在哪些问题?

(2)如何在工作中规范自身的行为?

【分析】

1. 主要存在的问题

● 在操作流程方面

(1)对于一名新护士缺乏操作的风险意识,未能评估到搬运过程中可能脱管的危险。

(2)对患者搬运操作没有经验时不能贸然进行操作,应该寻求上级责任护士的帮助,保证患者的安全。

● 在行为规范方面

(1)操作前未能做好充分的用物准备和检查。

(2)操作中与患者及家属未能做有效沟通,未交代注意事项和配合要点。

（3）对于特殊患者的搬运应由医护人员共同完成，非医护人员不能参与搬运。

2. 如何在工作中规范自身的行为

（1）作为科室管理者要明确各层次护士的岗位职责，对于较高难度的护理操作，应该在高年资责任护士的指导下完成。

（2）要加强新护士的专科常见操作的培训，同时要加强操作中风险意识的教育，对于此类腰椎术后患者，身上管路较多，如不严格按照操作规程有发生脱管的危险。

（3）作为新护士自身要加强专科理论知识的学习及专科操作的训练，并明确作为新护士的岗位职责，对于较高难度的操作应在高年资责任护士的指导下完成，而不能盲目执行操作。

· **目的** ·

在患者入院、接受检查或治疗、出院时，不能自行移动的患者需要护士根据病情选用不同的运送工具，此案例中的患者为腰椎术后患者，应选择移至平车进行转运，通过标准操作规程保证在患者搬运过程中的安全。

· **操作流程及行为规范** ·（三人搬运法）

项　目	操作流程	行　为　规　范
核对医嘱	责任护士了解病情，核对医嘱，确认无误	
评　估	1. 评估患者生命体征、病情变化、意识状态、活动耐力、自理能力及合作程度 2. 评估患者有无约束以及各种管路情况	双向核对后向患者解释："××床××患者，您好！现在遵医嘱要送您外出检查，因为您完全不能动，我们要一起帮您从床上搬至平车上，先将您的导管固定妥当，请您放松，配合一下我们好吗？"

（续表）

项　目	操 作 流 程	行 为 规 范
操作前准备	1. 护士准备：仪表端庄、服装整洁、六步洗手法洗手、戴口罩 2. 物品准备：性能完好的平车、约束带装备完好、备棉被、枕头等，必要时备中单 3. 环境准备：宽敞、明亮、移开障碍物	操作者自身准备、物品准备及环境准备符合要求、注意保护患者隐私
操作过程	1. 调节平车与病床同一高度，平车推至床尾，是平车大轮端与床尾成钝角，固定平车，将棉被的一半平铺于平车上 2. 向患者解释操作目的及配合要点 3. 移床、去枕、松床尾、松开各种引流管的固定别针 4. 嘱患者双手放于胸前，屈膝（行动不便患者护士协助） 5. 3名护士站于床的同侧，将患者移至床边 6. 1名护士托住患者颈部和肩胛部、1名护士托住患者背部和臀部、1名护士托住患者腘窝和小腿部 7. 3人同时抬起，使患者身体稍向护士倾斜，3名护士同时合力抬起患者，轻放于平车上 8. 妥善安置患者	双向核对后，向患者解释"××床××患者，您好！我们现在把您移到平车上，请您放松，把双手放在您的胸前，把双腿屈起来。"（搬运过程中随时询问患者的感受）"请问您这样躺在平车上舒服吗？手要当心，我们把护栏架起来。谢谢您的配合。"
操作后整理	1. 观察患者有无不适，妥善固定各种导管 2. 操作完毕，协助整理衣被，调整卧位，询问其需求	"××床××患者，现在感觉怎么样？现在我送您外出检查，如果路上有任何不适请告诉我。"

·注意事项·

（1）使用前应先检查轮椅和平车，保证完好无损方可使用；轮椅平车放置位置合理，移动前先固定。

（2）轮椅、平车使用中注意观察病情变化，确保安全。

（3）保护患者安全、舒适，注意保暖，骨折患者应固定好骨折部位再搬运。

（4）移动中，尽量使患者靠近搬运者，遵循节力原则。

（5）在搬运患者过程中保证输液和引流的通畅。

（6）护士动作要轻稳，避免对患者的拉、拽等动作，防止关节受损。

附:搬运法(三人移至平车)操作考核标准(参考)

项目	考核操作要点	标准分	评分细则	扣分说明
素质要求	1. 仪表端庄、服装整洁	5	衣帽不整齐,戴首饰,未穿护士鞋,浓妆艳抹,发现一处扣1分	
	2. 语言柔和恰当,态度和蔼可亲			
核对	3. 医嘱核对(操作前、中、后)	3	缺一项核对环节扣1分	
	4. 患者信息双向核对	3		
评估	5. 评估患者生命体征、病情变化、意识状态、活动耐力、自理能力及合作程度	5	未评估生命体征、意识状态、活动耐力情况,缺一项扣1分;不了解病情扣1分,未评估自理能力及合作程度扣1分	
	6. 评估患者有无约束以及各种管路情况	5	未评估有无约束及各种管路情况扣5分	
操作前	7. 六步法洗手、戴口罩	3	缺一项扣2分,二项扣3分	
	8. 备齐用物,放置合理	3	用物未备齐扣3分	
	9. 检查平车性能,刹车灵活	3	未检查平车性能情况扣3分	
	10. 检查约束装备是否完好	3	未检查约束带装备扣3分	
	11. 解释,告知搬运注意事项	3	未解释扣3分	
操作过程	12. 调节平车与病床同一高度,平车推至床尾,使平车大轮端与床尾成钝角,固定平车	5	平车位置放置不合理扣5分	
	13. 将棉被的一半平铺于平车上	3	棉被铺法不正确扣3分	
	14. 移床、去枕、松床尾,松开各种引流管的固定别针	5	缺一项扣1分	

（续表）

项目	考核操作要点	标准分	评 分 细 则	扣分说明
操作过程	15. 三名护士站于床的同侧，将患者移至床边	3	搬运方法不正确均扣3分 未妥善安置患者扣2分	
	16. 一名护士托住患者颈部和肩胛部	3		
	17. 一名护士托住患者背部和臀部	3		
	18. 一名护士托住患者腘窝和小腿部	3		
	19. 三人同时抬起，使患者身体稍向护士倾斜	3		
	20. 三名护士同时合力抬起患者，轻放于平车上	3		
	21. 妥善安置患者	2		
操作后	22. 观察患者有无不适，妥善固定各种导管	5	观察患者有无不适扣2分，未妥善固定各种导管扣3分	
	23. 协助整理衣被，调整卧位，询问其需求	3	未整理衣被扣1分，未调整卧位扣2分	
	24. 洗手、签名、记录方法正确	3	缺一项扣1分	
评价	25. 与患者交流时态度和蔼、语言规范	2	缺一项扣2分	
	26. 注意保护隐私、保暖	2		
	27. 动作轻巧、准确、稳重	2		
	28. 遵循操作的节力原则	2		
	29. 操作流程熟练	2		
理论提问	30. 多人搬运操作要点；注意事项	10	理论回答少一条扣1分	
总分		100	得分	

（李晓林）

七、患者约束法

案例

　　某科室,×床,张××,男,51岁,在全麻下行经右胸食管次全切除＋胃食管左颈吻合术,术后入该科室监护病房,给予经口气管插管接呼吸机辅助呼吸。术后第一日12:14护士小张为患者进行护理,患者出现烦躁症状,遵医嘱予咪达唑仑(力月西)2.5 mg静推后患者入睡,双手腕使用保护性约束带约束,并与家属宣教签字。12:50给予吸痰,患者出现烦躁症状,护士吸痰结束,洗手后离开病床回护士站进行护理文书记录。13:10护士小张再次巡视发现患者约束带已挣脱掉,患者自行拔出经口气管插管,而且烦躁不安,立即给予面罩吸氧10 L/min,遵医嘱给予吗啡针5 mg皮下注射。之后患者氧饱和度维持在96%～97%,面罩吸氧8 L/min,15:24氧饱和度降至90%,立即汇报医生,继续面罩吸氧8 L/min,氧饱和度维持在94%～96%,16:30血气分析氧分压为65 mmHg,17:40行经鼻气管插管接呼吸机辅助呼吸……

【思考】

(1)你觉得护士小张在操作中存在哪些问题?

(2)如何在工作中规范自身的行为?

【分析】

1. 主要存在的问题

● 在操作流程方面

　　护士操作流程不规范,吸痰操作时患者仍出现烦躁的症状,操作结束后仍未检查患者的约束情况,及时排除安全隐患。

● 在行为规范方面

(1)护士的责任心是缺乏的,在当患者出现烦躁症状时未能及时重新评估患者约束带的在位情况。

（2）对于重症监护室的患者要求 24 小时不间断观察患者的病情变化，包括约束带的在位情况、局部的皮肤情况及患者的全身情况。

2. 如何在工作中规范自身的行为

（1）加强科室约束护理制度化管理，常态化检查和督促护士严格执行操作流程，提高护士责任心。

（2）加强约束护理知识和专业技能培训，重点提升护士对约束的评估及操作规范。

（3）加强在约束期间的巡视和观察：如约束期间患者病情观察，局部约束部位的观察等。

（4）要加强患者和家属的人文关怀。

·目的·

约束法是为了防止高热、谵妄、昏迷、躁动及危重患者因虚弱、意识不清而发生坠床、撞伤、抓伤等意外。约束患者身体全部或者某个部位的活动或为了保护受压部位而采取的必要措施，以达到维护患者安全、舒适及疾病治疗效果的目的。

·操作流程及行为规范·

项　目	操　作　流　程	行　为　规　范
核对医嘱	责任护士了解病情，核对医嘱，准备执行单及所有用物	服装整洁，仪表端庄
解释评估	1. 评估患者年龄、意识、活动能力、全身以及约束部位皮肤色泽、温度及完整性 2. 评估需要使用约束带的种类、时间 3. 了解患者/家属对使用约束带的认知以及接受程度 4. 向患者与家属解释清楚保护性约束使用的必要性、作用、方法，争取配合，请家属在告知书上签字	"××床，请问您叫什么名字（并核对手腕带）？我是责任护士小张，因为病情需要，我需要给患者使用约束带，请你们配合我好吗？"

（续表）

项 目	操作流程	行为规范
操作前准备	准备好约束工具(约束带、约束衣、约束背心、棉垫、防护手套、手消毒凝胶)	
操作中	1. 肢体约束： ① 暴露患者的腕部与踝部；② 棉垫包裹腕部与踝部；③ 将保护带打成双套结包裹在棉垫外；④ 将保护带系于两侧床沿，使之无法松脱；⑤ 为患者盖好衣被、整理床单位及用物 2. 肩部约束： ① 暴露患者双肩；② 在患者双侧腋下塞棉垫；③ 将保护带置于患者双肩下，分别穿过腋下，在背部交叉后固定于床头；④ 为患者整理好衣被，整理床单位及用物 3. 全身约束(多用于患儿)： ① 将大单折成从患者肩部到踝部的长度；② 将患者置于其中；③ 将靠近护士一侧的大单包裹住同侧患儿的手足至对侧，自患者腋窝下掖于身下；④ 再将大单的另一侧包裹对侧手臂及身后，紧掖于靠操作者一侧；⑤ 盖好被盖，整理床单位，交代注意事项；⑥ 如患者过分活动，可用绷带系好	"××床××患者，现在开始约束了，别担心，我们会尽量动作轻柔，为了保证患者的安全，请家属不要自行松开。"
健康宣教	1. 告知患者及家属在实施约束中，护士将随时观察约束部位皮肤有无损伤、皮肤颜色、温度、约束肢体末梢循环状况，定时松解 2. 指导患者和家属在约束期间保证肢体功能位，保持适当的活动度	"××床××患者，在约束期间，如果有不舒服的或者其他需要，请及时按铃，我也会随时来观察您的，谢谢您的配合。"
整理	1. 将患者肢体处于功能位，保暖 2. 整理用物、洗手、记录，包括使用约束带的原因、时间、部位，每次观察情况，相应的护理措施以及解除约束的时间等	

· 注意事项 ·

（1）严格执行"使用保护性约束制度"。

（2）实施约束时，将患者的肢体处于功能位，松紧度适宜，以能伸进一到二指为宜，床尾悬挂警示标记牌。

（3）架起患者床边两侧床栏，防止患者坠床。

（4）约束期间，及时巡视并登记，密切观察患者约束带的松紧度，对于十分躁动的患者必要时可使用镇静药或抗精神病药物，但用药期间注意观察患者呼吸以及用药效果，另外还要注意约束部位皮肤的情况，如皮肤颜色、温度、活动度、感觉等。

（5）每2小时为患者松解一次，改变患者姿势，给予受约束的肢体局部进行按摩，促进血液循环。

（6）为患者进行翻身时，不可同时松开全部约束带，先松一边且护士用手固定好，避免患者的手触碰到导管，翻身结束后再将患者重新约束好。

（7）在护理文书中及时记录使用约束具的原因、时间、每次观察结果、相应的护理措施、解除约束带的时间。

（8）实施每班交班，提醒下一班加强安全防范意识。

（9）约束期间，一定做好患者与家属的解释、安慰工作，强调约束带使用的必要性，取得配合。

附：约束带使用的考核标准（参考）

项目	考核操作要点	标准分	评 分 细 则	扣分说明
仪容仪表	1. 仪表端庄、服装整洁、态度和蔼	5	衣帽不整齐，戴首饰，未穿护士鞋，发现一处扣1分，态度恶劣扣3分	
评估	2. 评估患者年龄、意识、活动能力、全身以及约束部位皮肤情况、患者/家属的接受程度、约束用具的选择	8	未评估患者年龄、意识、活动能力扣2分，未评估全身与约束部位情况各扣2分，未评估约束带性能扣2分	
	3. 向家属做好解释工作，取得配合	2	未向家属详细解释扣2分	
操作前	4. 洗手、戴口罩	2	未洗手、戴口罩扣2分	
	5. 根据约束部位备齐用物（棉垫、保护带、踝带等）	3	用物不齐，缺一项扣3分	

（续表）

项目	考核操作要点	标准分	评 分 细 则	扣分说明
	6. 核对	2	未核对扣2分	
	7. 肢体约束：暴露患者腕部或踝部	5	未暴露腕部及踝部扣5分	
	8. 用棉垫包裹腕部或踝部	5	未用棉垫保护扣5分	
	9. 将保护带打成双套结包裹在棉垫外	5	没有将保护带打成双套结扣5分	
	10. 将保护带系于两侧床沿，使之无法松脱	5	保护带未系于两侧床沿、松紧度不适宜扣5分	
	11. 为患者盖好被子、整理床单位及被子	5	未帮患者整理好床单位扣5分	
	12. 肩部约束：暴露患者双肩	4	未能暴露患者双肩扣4分	
	13. 双侧腋下垫棉垫	5	双侧腋下没垫棉垫扣5分	
操作中	14. 保护带置于患者双肩下，分别穿过腋下，在背部交叉后固定于床头	8	保护带没从背部交叉固定床头扣3分，松紧度不适宜扣5分	
	15. 整理好衣被，整理床单位及用物	5	未帮患者整理好床单位扣5分	
	16. 全身约束：将大单折成从患者肩部到踝部的长度，将患者置于其中	5	大单折成方法有误扣5分	
	17. 将靠近操作者一侧的大单包裹住同侧患儿的手足至对侧，自患者腋窝下掖于身下，再将大单的另一侧包裹对侧手臂及身后，紧掖于靠操作者一侧	10	包裹患儿的方法有误扣5分约束效果不佳扣5分	
	18. 如果患者过分活动，可用绷带系	2	患者烦躁，却未用绷带系好扣2分	

（续表）

项目	考核操作要点	标准分	评 分 细 则	扣分说明
操作后	19. 患者肢体处于功能位	4	肢体未处于功能位扣 4 分	
	20. 整理好用物,洗手,记录	5	未处理好用物、洗手、记录扣 5 分	
理论提问	21. 约束带使用期的注意事项	5	回答少一条扣 1 分	
总分		100	得分	

（王冬梅）

八、口服给药法

案例

女性患者，王××，56 岁，因诊断"乳腺癌"入院手术，手术前一晚 20：00 医生常规开"安定 5 mg 口服"的医嘱。护士小张是一名新护士，刚独立上晚夜班，她于晚班接 18：00 班时核对医嘱后将安定从专柜中取出即发给患者，告知患者这是晚上睡前服的地西泮（安定），将药放在了床头柜上。20：00 护士小张也没有再次叮嘱患者口服地西泮（安定）。在 22：00 查房时发现患者还未入睡，并且发现安定还放在患者的床头柜上，小张立即让患者服下……

【思考】

（1）你觉得护士小张在操作中存在哪些问题？

（2）如何在工作中规范自身的行为？

【分析】

1. 主要存在的问题

● 在操作流程方面

（1）护士执行医嘱不规范，对于临时医嘱执行的规定不明确。

（2）护士执行口服给药法操作时，流程不规范，未能做到"送药到手、服药到口"。

● 在行为规范方面

（1）发药时，护士未评估患者的合作程度。

（2）护士缺乏责任心，未能及时督促患者服药。

2. 如何在工作中规范自身的行为

（1）科室要强化安全防范意识教育，要求各级护士严格执行制度规范。

（2）科室要对科室口服药的执行流程做专项检查，尤其是新入职护士要重点督查。

（3）作为新护士要加强自身的责任心，严格执行口服药的发放流程，规范自身护理行为，提高护理质量。

·目的·

通过口服给药，经胃肠道吸收后入血，通过血液循环达到局部或全身组织，达到治疗疾病的目的。

·操作流程及行为规范·

项　目	操作流程	行为规范
核对医嘱	责任护士了解病情，核对医嘱，发药前须经两人核对，确保用药安全	
解释评估	1. 评估患者的病情、用药史、过敏史、合作程度 2. 评估患者的吞咽功能，有无口腔或食管疾患，有无恶心、呕吐等 3. 了解药物的性质、服药的方法、注意事项及不良反应	携手电筒至患者处，进行双向核对后解释"××床××患者，因××原因，您需要服用××药物，您以前服用过这个药吗？您有什么药物过敏吗？请张开嘴巴，让我检查一下您的口腔情况（观察患者口咽部情况）。"
发药准备	1. 护士准备：服装整洁、六步洗手法、戴口罩 2. 物品准备：发药车、药（请第二人核对）、水壶（温开水）、口服药执行单 3. 环境准备：整洁、安静	操作者自身准备、物品准备及环境准备符合要求
发药前核对	发药前持执行单双人核对患者床号、姓名；核对药物名称、剂量、服药时间、服药方法	发药前药疗班护士必须和责任护士认真核对患者和药物的各项信息

（续表）

项　目	操　作　流　程	行　为　规　范
发　药	1. 携药物至患者床旁,再次核对床号、姓名、药名、浓度、剂量、用法、时间(多个患者一起发药时,必须将发药车推至患者处,按病床号顺序将药发送给患者) 2. 为确保发药无误,核对后并呼唤患者名字,得到准确应答后才发药 3. 解释用药的目的和注意事项。同患者的所有药物应一次取出,以免发生错漏;更换药物或停药时,应告知患者 4. 为患者准备适量温开水,协助患者取舒适卧位将药服下(重病患应喂服、鼻饲患者应将药碾碎完全溶解后由胃管注入并冲管) 5. 观察患者服药后有无不良反应	协助患者选取舒适卧位,再次双向核对,告知患者药物作用、相关的注意事项,取得患者配合。"××床××患者,您服药的时间到了,因为您明天要手术,医生怕您术前紧张影响您的睡眠,给您开了安定2片口服,这药主要是助睡眠的,您看我现在帮您服下可以吗?您需要上厕所吗?服下药后您就不能再起床了,在床上放轻松,很快就能入睡了。"(发药后协助患者将药服下)
整理记录	1. 服药后,收回药袋再次核对,协助患者取舒适卧位休息 2. 洗手,在执行单或临时医嘱上签名、签时间	"××床××患者您好! 药已经服下了,如果有不舒服请及时按铃呼叫,我也会经常巡视病房。"

· 注意事项 ·

（1）发药前收集患者资料:发药前应收集患者有关资料,凡因特殊检查或手术需禁食者,暂不发药,并做好交班;发药时如患者不在,应将药物带回保管,并进行交班;如患者出现呕吐,应查明原因再进行相应处理,并暂停口服给药;小儿鼻饲、上消化道出血者或口服固体药困难者,应将药物研碎用水溶解后再服用。

（2）发药时注意倾听患者的意见:发药时如患者提出疑问,应虚心听取,重新核对,确认无误后再给患者服药。

（3）发药后观察药效和反应:发药后随时观察服药的治疗效果及不良反应,若发现异常,应及时和医生联系,酌情处理。

（4）严格执行查对制度:备药、发药时严格执行查对制度,防止差错事故发生,确保患者用药安全。

附：口服给药操作技术考核标准（参考）

项目	考核操作要点	标准分	评 分 细 则	扣分说明
素质要求	1. 服装、鞋帽整洁	1	素质不符合要求，1项扣1分	
	2. 仪表大方，举止端庄	2		
	3. 语言柔和恰当，态度和蔼可亲	2		
评估	4. 询问、了解患者的身体状况、药物过敏史及药物使用情况	5	未询问患者的身体状况扣2分 未询问药物过敏史扣2分 未询问药物使用情况扣2分	
	5. 观察患者口咽部是否有溃疡、糜烂等情况	4	未观察患者口咽部情况扣4分	
操作前	6. 护士准备：洗手、戴口罩	10	未洗手、戴口罩缺1项扣1分 2项都缺扣3分 用物缺1项扣1分 环境杂乱扣3分	
	7. 操作用物准备：发药车、药（请第二人核对）、水壶（温开水）、口服药执行单			
	8. 环境整洁、安静			
操作过程	9. 发药前持执行单双人核对患者床号、姓名；核对药物名称、剂量、服药时间、服药方法	10	未二人核对扣10分	
	10. 携药物至患者床旁，再次核对床号、姓名、药名、浓度、剂量、用法、时间（多个患者一起发药时，必须将发药车推至患者处，按病床号顺序将药发送给患者）	10	未再次核对扣10分	
	11. 协助患者取舒适体位（坐位、卧位）	5	未协助患者取舒适体位（坐位、卧位）扣5分	

（续表）

项目	考核操作要点	标准分	评 分 细 则	扣分说明
操作过程	12. 为患者准备适量温开水，协助患者取舒适卧位将药服下（重病患应喂服、鼻饲患者应将药碾碎溶解后由胃管注入）	12	未协助患者服药扣12分	
	13. 告知患者所服药物名称及注意事项	5	未告知患者服药的目的及注意事项或者特殊用药的注意事项扣5分	
	14. 告知患者特殊药物服用的注意事项			
	15. 观察患者服药后的不良反应	5	未观察患者服药后的不良反应扣5分	
	16. 服药后，收回药袋再次核对	5	服药后未再次核对患者和药物信息扣5分	
	17. 协助患者取舒适卧位休息、处理用物	5	未协助患者取舒适体位扣3分；未处理用物扣3分	
操作后	18. 洗手、脱口罩	2	操作后未洗手扣2分	
	19. 在执行单或临时医嘱单上签名、签时间	5	未在执行单或临时医嘱单上签名、签时间扣5分	
理论提问	20. 口服给药的注意事项	10	注意事项回答不全1项扣1分	
总分		100	得分	

（陈静静）

九、皮内注射法

案例

护士小陈在××医院实习,实习结束后留在该院骨科病房,至今已经工作1年了。已知该科室5床明日手术,术前检查均已完善,遵医嘱要做青霉素皮试,小陈恰好今日负责该组患者的临床工作。皮试液已由药疗班严格按要求配备完毕,小陈与第二人核对无误后携治疗车、医嘱本至患者床旁,询问患者:"你青霉素过敏吗?"患者回答:"好像没用过青霉素。"小陈递给患者执行青霉素皮内注射,并告知患者20分钟后至护士站让护士确认皮试结果。5分钟后患者在走廊内发生过敏反应被路人发现告知护士……

【思考】

(1)你觉得护士小陈在操作中存在哪些问题?

(2)如何在工作中规范自身的行为?

【分析】

1. 主要存在的问题

● 在操作流程方面

(1)操作前对患者未做全面的评估,做青霉素皮试前除了询问用药史外,需询问过敏史、家族史及食物过敏史。

(2)操作后即离开病房:应观察5分钟患者无任何不适主诉后才能离开病房。

● 在行为规范方面

(1)护士缺乏责任心,操作前未做好细致的解释和安慰工作。

（2）操作结束后未告知患者注意事项：应告知患者在 20 min 内不可离开病床，以防发生意外。

2. 如何在工作中规范自身的行为

（1）科室要加强护士的操作培训，尤其要重视在操作前对患者的全面评估及操作后对患者的宣教。

（2）科室要加强风险意识教育，督促各级护士严格执行操作规范，保证患者安全。

（3）作为新护士要加强自身的责任心，树立风险意识，严格执行操作规程，提高护理质量。

·目的·

皮内注射用于各种药物过敏试验，以观察是否有过敏反应；用于预防接种及局部麻醉的先驱步骤。

·操作流程及行为规范·

项　目	操　作　流　程	行　为　规　范
核对医嘱	责任护士了解病情，转抄执行单和医嘱单进行二人核对，确认无误	
解释评估	1. 了解患者意识状态、合作程度 2. 询问用药史、过敏史、家族史和食物过敏史 3. 评估患者注射部位的皮肤情况 4. 告知患者皮内注射的目的、方法及配合要点	双向核对后解释。"××床××患者，您好，由于病情需要用青霉素，用青霉素之前必须做青霉素皮试，请问您以前用过青霉素吗？您有什么药物过敏吗？您的直系亲属有什么过敏的情况吗？您对酒精过敏吗？您想在哪一侧手臂上做皮试，我去准备一下用物，请您稍等！"

（续表）

项　目	操　作　流　程	行　为　规　范
操作前准备	1. 护士准备：服装整洁,六步洗手法洗手、戴口罩 2. 用物准备：治疗盘、弯盘、开瓶器、砂轮、剪刀(呈备用状态)；急救盒(砂轮、空针、0.1%肾上腺素 1 支),酒精、安尔碘、安尔碘棉球(检查有效期、量足)；棉签、空针 2 付(检查外包装袋、有效期)；遵医嘱备青霉素钠一瓶(80 万 U)、生理盐水 10 ml(检查药物的有效期、瓶身、安瓿有无破损)经二人核对。一次性无菌治疗巾(检查外包装袋、有效期) 3. 环境准备：环境整洁、安静、光线充足	操作者自身准备、物品准备及环境准备符合要求
配置皮试液	1. 铺无菌盘 2. 再次核对后打开青霉素钠,消毒瓶盖,压棉球,消毒生理盐水安瓿并打开,抽吸 4 ml 生理盐水注入青霉素瓶内,充分摇匀(此时青霉素钠浓度为 20 万 U/ml)(抽吸前检查 5 ml 空针：刻度清晰、针栓连接紧密、针头无钩、无锈、无弯曲) 3. 青霉素皮试液配置：(三抽二推)①用 TB 针抽取青霉素液 0.1 ml 加生理盐水至 1 ml,抽少许空气后摇匀药液,推至 0.1 ml(此时青霉素钠浓度为 2 万 U/ml)；②加生理盐水至 1 ml,抽少许空气后摇匀药液,推至 0.1 ml(此时青霉素钠浓度为 2 000 U/ml)；③加生理盐水至 1 ml,抽少许空气后摇匀药液,排尽空气,更换皮试针头(此时青霉素钠浓度为 200 U/ml) 4. 再次核对后,将配置好的皮试液放在无菌盘内,核对床号卡上床号 5. 在青霉素瓶口上压棉球,注明开启的日期和时间	配置皮试液的过程中需严格执行查对制度和无菌操作原则,准确配置皮试液的浓度

（续表）

项　目	操　作　流　程	行　为　规　范
注射	1. 持执行单核对床号、床位卡，询问患者姓名(查看腕带)。执行单与患者姓名、配置皮试液药品的名称、浓度等是否相符 2. 协助患者取舒适卧位，暴露皮试部位(一般选取前臂掌侧下段 1/3 处) 3. 酒精消毒皮试部位皮肤：范围大于 5 cm×5 cm，待干 4. 取出药液再次与执行单核对，排尽空气 5. 核对执行单是否与患者信息相符，绷紧皮肤 5°进针，斜面全部进入皮内，放平注射器，注入药液 0.1 ml 使局部形成一皮丘，皮肤发白并显露毛孔，注射完毕迅速拔针，勿揉勿压迫注射部位 6. 再次核对，确认执行单、药液与患者信息准确无误，看时间 7. 协助患者取舒适体位，整理床单位，并向患者交代注意事项	双向核对后解释，"××床××患者，用物已经准备好了，皮试液需要注射在前臂掌侧，我来帮您把袖子卷起来可以吗？现在要给您做皮试了，我会尽量轻一点，我先给您消毒一下，请您不要紧张。""××，皮试已经做好了，请您放松，皮试液在注射 20 分钟后才可观察结果，在这个过程中您不要触摸穿刺点、20 分钟内不能离开病房，如果有什么不适请及时按铃，我会立即过来看您的，谢谢您的配合。"(观察 5 分钟后离开病房)
整理记录	1. 处理用物 2. 洗手，在医嘱本签名，记录执行时间	
判断结果	1. 20 分钟后，按规定时间由两名护士核对，观察结果 2. 告知患者和家属结果，协助取舒适体位 3. 在医嘱本及护理记录单上记录结果 4. 汇报医生	双向核对后，观察患者皮试结果，"××床××患者，皮试时间到了，让我们看一下好吗？您有什么不舒服吗？局部痒吗？"(皮丘无改变，周围无红肿，无自觉症状)"××患者和家属，您的青霉素皮试是阴性的，我会汇报医生，后面我们也会根据医嘱来给您用药，您先休息一会儿，这样躺着舒服吗？您有事可以按铃，我也会经常回来看您的，谢谢您的配合！"

·注意事项·

(1) 消毒皮肤时,避免反复用力涂擦局部皮肤,忌用含碘消毒剂。

(2) 不应抽回血。

(3) 判断、记录皮试结果,告知医生、患者及家属并标注。

(4) 备好相应抢救药物与设备,及时处理过敏反应。

(5) 特殊药物的皮试,按要求观察结果。

附:皮内注射技术的考核标准(参考)

项目	考核操作要点	标准分	评 分 细 则	扣分说明
素质要求	1. 着装整洁、仪表大方、举止端庄	4	不符合要求项目各扣1分	
操作前准备	2. 核对医嘱、抄治疗单、打铅笔勾	2	任何一项未做到扣2分	
	3. 清洁消毒用品、治疗盘、桌子	2	不符合要求项目各扣1分	
	4. 剪指甲-洗手-戴口罩	2	任何一项未做到扣2分	
	5. 用物准备齐全,无遗漏	2	遗漏物品扣2分	
	6. 按医嘱备药并检查药液质量(2人核对)	5	未按要求检查药品扣5分	
	7. 铺无菌治疗盘	2	未正确铺无菌盘扣2分	
	8. 正确配置皮试液:手法正确、浓度及剂量准确	10	不符合要求项目各扣5分	
操作过程	9. 携物到患者处、核对	10	未核对扣10分	
	10. 解释	5	未解释扣5分,解释不到位酌情给分	
	11. 询问"三史"	5	未问三史扣5分	
	12. 选择注射部位	4	注射部位选择错误扣4分	
	13. 消毒皮肤	5	未正确消毒皮肤扣5分	
	14. 再次核对	5	未再次核对扣5分	

（续表）

项目	考核操作要点	标准分	评 分 细 则	扣分说明
操作过程	15. 排气	2	未正确排气扣2分	
	16. 注射	5	注射手法错误扣5分	
	17. 拔针、看表，床旁观察5分钟	5	任何一项错误各扣2分	
	18. 口头交代注意事项、询问患者反应	4	任何一项错误各扣2分	
操作后处理	19. 整理用物、物归原处、洗手	2	未整理用物扣2分	
	20. 医嘱后签名、时间	2	未正确签名签时间扣2分	
	21. 按时观察反应结果并记录、告知患者试验结果	2	任何一项错误扣2分	
效果评价	22. 操作熟练、正规，无菌观念强	5	未做到无菌操作扣5分，其他酌情扣分	
理论	23. 过敏性休克的急救要点	10	酌情扣分	
总分		100	得分	

（陈春花）

十、皮下注射法

　　护士小蒋在××医院实习,实习结束后留在该院血液科病房,至今已经工作1年了。已知该科室5床白细胞低,遵医嘱皮下注射吉粒芬1次/日,小蒋拿着治疗单执行各项治疗内容,携用物给5床注射吉粒芬时,常规要求患者卷起袖子,因患者前两次注射均在该部位,感觉较敏感,在小蒋进针时躲了一下,小蒋不高兴地说:"躲什么躲,打歪了算你的错还是我的错?"注射结束后,患者抱怨这次注射比前两次痛,小蒋非但没有安慰患者,反而反驳患者,最后小蒋和患者吵了起来……

【思考】

(1)你觉得护士小蒋在操作中存在哪些问题?

(2)如何在工作中规范自身的行为?

【分析】

1.主要存在的问题

● 在操作流程方面

(1)操作前未能全面评估患者,尤其是没有观察注射部位的皮肤状况。

(2)操作前未能向患者做细致的解释,消除患者的紧张情绪。

● 在行为规范方面

(1)在整个操作的过程中,缺乏人文关怀意识。

(2)服务态度差,当患者紧张、害怕未给予解释及安慰。

2.如何在工作中规范自身的行为

(1)科室加强新护士文明礼仪的培训,特别是同理心的培养。

（2）科室在操作培训中，重视操作流程训练的同时更要重视在操作中人文关怀意识的培养。

（3）作为新护士要加强自身修养及业务技能，为患者提供优质的服务。

· **目的** ·

皮下注射的目的是将不能或者不宜口服的药物，采用注入皮下组织的方法，以迅速达到药效。还用于局部麻醉用药、预防接种等。

· **操作流程及行为规范** ·

项　目	操　作　流　程	行　为　规　范
核对医嘱	责任护士了解病情，转抄执行单和医嘱单进行二人核对、打印注射标签，确认无误	
解释评估	1. 了解患者意识状态、合作程度 2. 询问用药史、过敏史 3. 评估患者注射部位的皮肤情况 4. 告知患者皮下注射的目的、方法及配合要点	双向核对后解释。"××床××患者，您好，因病情需要，遵医嘱给您注射××药物，请问您有什么药物过敏的吗？您想打在哪个部位，让我看一下可以吗？我去准备一下用物，请您稍等！"
操作前准备	1. 护士准备：服装整洁，六步洗手法洗手、戴口罩 2. 用物准备：治疗盘、弯盘、砂轮、注射标签、安尔碘消毒液、安尔碘棉球（查看有效期和量）；一次性无菌治疗巾、空针1副（按药液量选择）、棉签（查有效期和外包装）、遵医嘱准备药液（查有效期、质量、安瓿有无破损）。二人核对 3. 环境准备：环境整洁、安静、光线充足	操作者自身准备、物品准备及环境准备符合要求

（续表）

项　目	操　作　流　程	行　为　规　范
配置药液	1. 铺无菌盘 2. 持执行单与药液核对,核对药液及溶媒的名称、剂量、浓度、性质、时间、批号、有效期、途径 3. 消毒安瓿掰开,将安瓿药液名称朝上,边抽吸边进行查对药物的名称、剂量和浓度 4. 抽吸好药液后再次查对药液的名称、剂量、浓度等 5. 核对打印的注射标签、执行单与药液,将注射标签贴于抽吸好的注射器上并放入无菌盘内	抽吸药液的过程中需严格执行查对制度和无菌操作原则
注射	1. 持执行单核对床号、床位卡,询问患者姓名（查看腕带）。执行单与患者姓名、药品的名称、剂量、浓度等是否相符 2. 协助患者取舒适卧位,暴露注射部位,注意保护患者隐私（皮下注射常用的注射部位为上臂三角肌下缘） 3. 常规消毒皮肤:范围大于 5 cm×5 cm,待干 4. 取出药液再次与执行单核对,排尽空气 5. 核对执行单是否与患者信息相符,绷紧皮肤 30°~40°迅速进针,进针深度为 1/2~2/3,抽吸无回血,缓慢推注,干棉签按压进针处,快速拔针,轻压进针处片刻 6. 再次核对,确认执行单、药液与患者信息准确无误,看时间	双向核对后解释,"××床××患者,用物已经准备好了,药液需要注射在上臂,我来帮您把袖子卷起来可以吗？现在要给您打了,我会尽量轻一点,我先给您消毒一下,请您不要紧张。"
整理记录	1. 协助患者取舒适体位,整理床单位,并向患者交代注意事项 2. 处理用物 3. 洗手,在医嘱本签名,记录执行时间	"××患者,针已经给您打好了,注射部位也按压好了,您有觉得不适吗？如您有什么不适请按铃告诉我,我也会经常来看您的！"

·注意事项·

（1）遵医嘱及药品使用说明书使用。

（2）观察注射后不良反应。

（3）指导患者勿搓揉注射部位，出现异常及时通知医生。

（4）需长期注射者，有计划地更换注射部位。

附：皮下注射技术的考核标准（参考）

项目		考核操作要点	标准分	评 分 细 则	扣分说明
素质要求		1. 着装整洁、仪表大方、举止端庄	4	不符合要求项目各扣1分	
评估解释		2. 核对患者、医嘱、药液	4	任何一项未做到各扣1分	
		3. 评估（病情、用药、配合程度）	4	任何一项未评估各扣1分	
		4. 向患者解释	4	未解释扣4分，解释不到位酌情扣分	
操作准备	环境	5. 环境整洁、布局合理	2	未评估环境扣2分	
		6. 清洁操作台面和物品	2	未清洁环境扣2分	
	护士	7. 洗手、戴口罩	2	任何一项错扣2分	
		8. 用物、药液准备检查	2	遗漏物品、药液错误扣2分	
实施过程	抽吸药液	9. 两人核对，铺无菌治疗盘	4	未两人核对、未正确铺无菌盘各扣2分	
		10. 抽药液方法正确（无浪费）	4	方法错误扣2分；浪费扣2分	
		11. 排气方法正确	6	排气方法错误扣6分	
		12. 再次核对，置无菌盘内备用	4	未再次核对扣2分；未正确放置无菌盘内扣2分	
	选位消毒	13. 安置体位，正确选择注射部位	3	体位错误扣1分；注射部位错误扣2分	
		14. 正确暴露、保暖	3	任意一项错扣2分	
		15. 皮肤消毒范围、方法正确	4	任意一项错误各扣2分	

（续表）

项目		考核操作要点	标准分	评 分 细 则	扣分说明
实施过程	注射	16. 备棉签,绷皮肤,再次核对	4	任意一项错误各扣2分	
		17. 进针迅速,角度、深度合适	3	任意一项错误各扣1分	
		18. 固定方法正确,抽回血	6	任意一项错误各扣3分	
		19. 注药速度适宜,药量准确,观察用药反应	3	任意一项错误各扣1分	
	拔针观察	20. 拔针迅速,棉签按压,再次核对	6	任意一项错误各扣2分	
实施后处理		21. 整理床单位,交代注意事项	2	任意一项错误扣1分	
		22. 用物处理正确	2	未正确处理用物扣2分	
		23. 洗手,按时记录	2	任意一项错误扣1分	
效果评价		24. 动作轻巧稳重、操作熟练有序;遵循无菌原则	6	操作不熟练扣2分,未遵循无菌原则扣6分	
护患沟通		25. 耐心解释、语言恰当,关注患者感受,体现爱伤观念	4	解释不到位扣2分;人文关怀不到位扣2分	
理论		26. 皮下注射常用部位	10	漏一个部位扣2分	
总分			100	得分	

（陈春花）

十一、肌内注射法

案例

护士小吴在××医院实习,实习结束后留在该院骨科病房,至今已经工作1年了。已知该科室5床,男,65岁,颈椎手术后,偏瘦,遵医嘱给予腺苷钴胺注射液肌内注射1次/日,小吴取执行单核对后按医嘱抽吸好药物,携用物至5床患者床旁准备注射腺苷钴胺,小吴只是简单地交代患者侧身,在选择的部位进针后未抽回血,注射1/3时想起抽回血,发现针头在血管内,及时停止注射并报告医生,遵医嘱采取相关措施并观察患者病情变化,患者无不适主诉。

【思考】

(1)你觉得护士小吴在操作中存在哪些问题?

(2)如何在工作中规范自身的行为?

【分析】

1.主要存在的问题

● 在操作流程方面

(1)在操作前未能全面评估患者,尤其是患者注射部位的皮肤及肌肉组织情况。

(2)注射前未为患者摆好合适的体位,未认真定位。

(3)操作流程不熟练,未能根据患者的胖瘦程度来决定进针的深度。

(4)安全操作意识不强,违反操作流程。

● 在行为规范方面

(1)在整个操作的过程中,缺乏人文关怀意识。

(2)服务态度差,当患者紧张、害怕未给予解释及安慰。

2. 如何在工作中规范自身的行为

（1）科室对于新入职护士要加强观念的培训,提高对操作的重要性的认识,特别是要提高对臀部肌内注射安全性的认识,如操作不当可引起坐骨神经或者周围神经损伤、进针深度不掌握造成患者疼痛等并发症。

（2）加强技能培训和考核,规范操作流程,尤其针对科室的新入职护士。

（3）护士长在临床实践中加强督导,及时发现操作中的规范行为并予以纠正。

（4）作为新护士本人对患者应具备认真负责的态度,严格遵守操作规程。

（5）在操作中更要体现人文的关怀,减轻患者的痛苦。

· 目的 ·

肌内注射是将无菌药液注入肌肉组织的一种方法。它适用于不宜或者不能采用静脉注射但要求比皮下注射更迅速发生疗效的情况。它也是注射刺激性较强或者药液量较大的药物时所采用的常用的注射方法。

· 操作流程及行为规范 ·

项　目	操 作 流 程	行 为 规 范
核对医嘱	责任护士了解病情,转抄执行单和医嘱单进行二人核对,打印注射标签,确认无误	
解释评估	1. 了解患者意识状态、合作程度 2. 询问用药史、过敏史、家族史和食物过敏史 3. 评估患者注射部位的皮肤情况 4. 告知患者肌内注射的目的、方法及配合要点	双向核对后解释。"××床××患者,您好,因××,一会儿需要给您肌内注射一支××针(告知注射的目的)您有什么药物过敏吗? 您的直系亲属有什么过敏的情况吗?(拉好床帘,请家属离开)请往您的左边侧身,让我看一下打针的部位可以吗? 我去准备一下用物,请您稍等!"

(续表)

项　目	操　作　流　程	行　为　规　范
操作前准备	1. 护士准备：服装整洁,六步洗手法洗手、戴口罩 2. 用物准备：治疗盘、弯盘、砂轮、注射标签、安尔碘消毒液、安尔碘棉球(查看有效期和量)、一次性无菌治疗巾、空针1副(按药液量选择2 ml或5 ml)、棉签(查有效期和外包装),遵医嘱准备药液(查有效期、质量、安瓿有无破损)。二人核对 3. 环境准备：环境整洁、安静、光线充足	操作者自身准备、物品准备及环境准备符合要求
抽吸药液	1. 铺无菌盘 2. 持执行单与药液核对,核对药液的名称、剂量、浓度、性质、时间、批号、有效期、途径 3. 消毒安瓿掰开,检查注射器并打开,将安瓿药液名称朝上,注射器针尖斜面朝下,边抽吸边进行查对药物的名称、剂量和浓度 4. 抽吸好药液套上安瓿后再次查对药液的名称、剂量、浓度等 5. 核对打印的注射标签、执行单与药液,将注射标签贴于抽吸好的注射器上并放入无菌盘内	抽吸药液的过程中需严格执行查对制度和无菌操作原则
选择注射部位	1. 持执行单核对床号、床位卡,询问患者姓名(查看腕带)。执行单与患者姓名、药液的名称、剂量、浓度等是否相符 2. 协助患者安置注射体位：患者取侧卧位,上腿伸直,下腿弯曲,同时注意保暖,采用十字法或连线法选定注射部位	携用物至床旁,拉好窗帘注意保护患者隐私,双向核对后解释,"××床××患者,用物已经准备好了,现在要给您注射肌内针了,您身体侧向左边可以吗?上面的腿请伸直,下面的腿请弯曲(协助患者取合适卧位并暴露注射部位),请您不要紧张我会尽量轻一点。"

（续表）

项　目	操 作 流 程	行 为 规 范
消毒注射	1. 酒精消毒皮试部位皮肤：范围大于5 cm×5 cm,待干 2. 取出药液再次与执行单核对,排尽空气 3. 患者信息与注射标签信息再次核对 4. 取干棉签1根备用,左手绷紧注射部位的皮肤,右手用腕部力量垂直进针 5. 缓慢推注药物,注射完毕,用无菌棉签轻压进针处,迅速拔针,继续按压片刻 6. 整理床单位 7. 观察患者反应,交代注意事项	"××患者,我先给您消毒一下,消毒液有一点凉。"消毒后取药液双向核对解释,"现在要给您注射了,请您保持这个体位尽量不要紧张,注射已结束了,请您放松,您有什么不舒服吗? 我先帮您按压一会儿。"
整理用物查对记录	1. 正确处理用物 2. 洗手、签名,记录执行时间	

·注意事项·

（1）遵医嘱及药品使用说明书使用。

（2）观察注射后不良反应。

（3）切勿将针头全部刺入,以防针梗从根部折断。

（4）两岁以下婴幼儿不宜选用臀大肌注射,最好选择臀中肌和臀小肌注射。

（5）出现局部硬结,可采用热敷、理疗等方法。

（6）需长期注射者,有计划地更换注射部位,并选择细长针头。

附：肌内注射技术的考核标准（参考）

项目		考核操作要点	标准分	评 分 细 则	扣分说明
素质要求		1. 着装整洁、仪表大方、举止端庄	4	不符合要求项目各扣1分	
评估解释		2. 核对患者、医嘱、药液	4	任何一项未做到各扣1分	
		3. 评估（病情、用药、配合程度）	4	任何一项未评估各扣1分	
		4. 向患者解释	4	未解释扣4分，解释不到位酌情扣分	
实施准备	环境	5. 环境整洁、布局合理	2	未评估环境扣2分	
		6. 清洁操作台面和物品	2	未清洁环境扣2分	
	护士	7. 洗手、戴口罩	2	任何一项错误扣2分	
		8. 用物、药液准备检查	2	遗漏物品、药液错误扣2分	
实施过程	抽吸药液	9. 两人核对，铺无菌治疗盘	4	未两人核对、未正确铺无菌盘各扣2分	
		10. 抽药液方法正确（无浪费）	4	方法错误扣2分；浪费扣2分	
		11. 排气方法正确	6	排气方法错误扣6分	
		12. 再次核对，置无菌盘内备用	4	未再次核对扣2分；未正确放置无菌盘内扣2分	
	选位消毒	13. 安置体位，正确选择注射部位	3	体位错误扣1分；注射部位错误扣2分	
		14. 正确暴露、保暖	3	任意一项错误扣2分	
		15. 皮肤消毒范围、方法正确	4	任意一项错误各扣2分	
	注射	16. 备棉签、绷皮肤、再次核对	6	任意一项错误各扣2分	
		17. 进针迅速、角度、深度合适	3	任意一项错误各扣1分	
		18. 固定方法正确，抽回血	6	任意一项错误各扣3分	
		19. 注药速度适宜，药量准确，观察用药反应	3	任意一项错误各扣1分	

（续表）

项目		考核操作要点	标准分	评 分 细 则	扣分说明
实施过程	拔针观察	20. 拔针迅速，棉签按压	6	任意一项错误各扣2分	
		21. 再次核对			
实施后处理		22. 整理床单位，交代注意事项	2	任意一项错误扣1分	
		23. 用物处理正确	2	未正确处理用物扣2分	
		24. 洗手，按需记录	2	任意一项错误扣1分	
效果评价		25. 动作轻巧稳重、操作熟练有序	6	任意一项错误扣3分	
		26. 遵循无菌原则	6	未遵循无菌原则扣6分	
护患沟通		27. 耐心解释、语言恰当，关注患者感受，体现爱伤原则	4	任意一项错误扣1分	
		28. 合理运用非语言沟通技巧	2	未做到扣2分	
总分			100	得分	

（陈春花）

十二、胰岛素注射技术

案 例

　　护士小周在××医院内分泌科工作,至今已经一年了。由于近期科室患者周转快,一上午她接了5个新入院的患者,转眼10:30,到了执行餐前胰岛素注射时间,她看了眼注射单后,在治疗室抽好胰岛素,推着治疗车来到患者床旁,核对好患者身份后,不耐烦地对着患者说:"1床,来来来,把衣服掀开,肚皮露出来,我给你打胰岛素了。"她用75%的酒精消毒后,直接注射了,注射完后,患者说"我这边的肚皮都扎好几天了,痛得厉害",小周听完后一脸不悦地说"你怎么不告诉我啊"。旁边的家属说"你来了就掀衣服打胰岛素都不问一句,就直接扎肚皮了,你看都出血了",小周睬也不睬,转身就走。患者及家属至护士长处投诉。

【思考】

　　(1)你觉得新护士小周在操作中存在哪些问题?

　　(2)如何在工作中规范自身的行为?

【分析】

　　1.主要存在的问题

　　● 在操作流程方面

　　(1)未落实核对制度,抽吸药液及进行注射的操作前、中、后未核对患者信息。

　　(2)操作前未做解释及评估,未询问患者需求,未评估操作部位情况。

　　● 在行为规范方面

　　(1)服务态度差,操作中未能和患者做充分的沟通,得到患者的配合。

(2) 操作后未交代患者注射后的注意事项：如进食的时间等。

2. 如何在工作中规范自身的行为

(1) 作为科室要加强胰岛素规范治疗重要意义的教育和培训，尤其针对新入职护士的教育和培训，增强其遵守操作规范流程的意识。

(2) 加强胰岛素注射规范流程的培训，并在临床工作加强督查，及时发现不规范行为并予以纠正和教育。

(3) 加强操作中人文关怀教育，解除患者紧张和焦虑的情绪，使患者积极配合胰岛素治疗。这对稳定血糖有积极的意义。

·目的·

注射胰岛素主要用于糖尿病治疗，其目的是通过准确、规范的胰岛素治疗来有效地控制高血糖，严格平稳的血糖控制可显著降低糖尿病患者大血管和微血管并发症的发生和进展的危险。

·操作流程及行为规范·

项 目	操 作 流 程	行 为 规 范
核对医嘱	操作者持执行单与医嘱单经办公班两人核对，确认无误	
评估	1. 了解病情及进餐情况 2. 选择合适的注射部位(胰岛素注射部位可选择上臂外侧中1/3、臀部外上侧、腹部及大腿前外侧1/3皮下组织丰富处)，观察注射部位皮肤情况 3. 告知患者用药的目的，注意事项及配合要点	"××床××患者，您好！马上就要吃午餐了，遵医嘱需要给您注射胰岛素，您的餐前血糖是××，可以进行注射，您看这次我们注射在哪个部位，让我看一下注射部位的皮肤情况可以吗？（根据患者实际选择合适的注射部位）我们就选择在××部位进行注射，我去准备一下用物，请稍等。"

（续表）

项 目	操 作 流 程	行 为 规 范
操作前准备	1. 护士准备：服装整洁、仪表端庄、洗手、戴口罩 2. 物品准备：无菌盘、胰岛素专用注射器、棉签、75%乙醇、按医嘱备胰岛素 3. 环境准备：安静、整洁、光线充足	
抽取药物	1. 核对药物：将胰岛素的类型与执行单进行双人核对，同时检查药物的有效期、剂量、有无破损 2. 检查注射器有效期、针栓活动度、针头、刻度 3. 混匀待抽取的胰岛素，按医嘱抽取胰岛素，排气，双人核对后放入无菌盘内 4. 准备操作用物	责任护士了解病情，根据注射单，抽吸药液，做到双人核对
注射	1. 协助选取舒适卧位，取得患者配合 2. 再次确认注射部位 3. 用75%的乙醇消毒注射部位2遍 4. 核对患者的年龄、姓名、住院号 5. 排气、绷紧皮肤、进针 6. 遵循"两快一慢"的原则完成注射 7. 再次核对患者身份信息 8. 告知患者进餐时间及相关注意事项	双向核对，解释以取得合作。"您好！请问您叫什么名字？我现在要给您注射胰岛素了，我会动作轻一点，请不要紧张，来，把衣服往上稍稍拉一下，暴露一下腹部（要注意拉上病床的帘子保护患者隐私）。""胰岛素已经打完了，谢谢您的配合，您必须在注射后20～30分钟内进餐。"
处置患者整理用物	1. 协助患者取舒适体位，整理床单位 2. 整理用物 3. 洗手，记录 4. 督促患者进餐	"××患者，您这样的体位睡着舒服吗？胰岛素已经打完了，请您记得在注射后20～30分钟内进餐，我也会及时过来督促您的，如有不适请及时按铃，谢谢您的配合。"

· **注意事项** ·

（1）根据个人实际情况科学注射，注射剂量需咨询专业医生。

（2）注射前要洗手并保持注射部位清洁。

（3）针头一次一用。

（4）定期监测血糖，不可随意停止注射胰岛素或更换胰岛素剂量。

（5）要经常科学变换注射部位。

（6）如注射部位出现肿胀、红斑、硬结等不良反应，不得注射，并应报告医生。

（7）妥善保管和处置胰岛素、废弃针头及包装瓶。

附：胰岛素注射考核标准（参考）

项目	考核操作要点	标准分	评 分 细 则	扣分说明
仪表	1. 仪表端庄、服装整洁	5	衣帽不整齐，戴首饰，未穿护士鞋，浓妆艳抹，发现一处扣1分	
评估	2. 患者病情、意识状态、合作程度	3	不了解患者病情，未交流、解释取得合作扣3分	
	3. 患者注射部位皮肤情况及进餐情况	2	穿刺部位评估不准，未询问患者进餐情况扣2分	
操作前	4. 洗手、戴口罩	3	未洗手、戴口罩扣3分	
	5. 铺无菌盘	2	未铺无菌盘扣2分	
	6. 检查备齐用物	5	用物不齐，缺一项扣1分	
	7. 核对胰岛素类型	5	胰岛素准备错误扣5分	
	8. 抽吸胰岛素剂量正确	10	胰岛素抽吸不准确扣5分未2人核对扣5分	
操作中	9. 核对正确、解释得体	5	未核对注射单、未解释扣5分	
	10. 协助患者取合适体位，正确暴露、保暖	5	未协助患者摆放体位扣5分	
	11. 再次评估检查患者注射部位皮肤情况	5	未评估检查患者注射部位皮肤情况扣5分	
	12. 皮肤消毒范围、方法正确	2	消毒方法错误，范围太小扣5分	
	13. 再次核对	5	未再次核对扣5分	

项目	考核操作要点	标准分	评 分 细 则	扣分说明
操作中	14. 进针迅速，角度深度合适	5	进针速度、角度、深度不合适扣5分	
	15. 注射时速度适宜，观察用药反应	5	推注速度过快，未观察患者反应扣5分	
	16. 拔针后再次核对	5	未再次核对扣5分	
	17. 整理床单位，协助患者舒适体位	5	未安置患者舒适体位扣5分	
	18. 观察病情、关爱患者、应变能力良好、交代注意事项、嘱患者及时进食	5	未交代患者具体进餐时间扣5分	
操作后	19. 整理处理用物方法正确洗手记录	3	未处理用物、未洗手扣5分	
评价	20. 操作轻柔稳重、安全准确注射部位有无出血	5	动作粗暴、不准确扣5分	
理论提问	21. 胰岛素的存放	5	理论每题5分	
	22. 注射胰岛素的注意事项	5		
总分		100	得分	

（杜锦霞）

十三、外周静脉留置针操作技术

案 例

　　小刘是一名刚工作不久的新护士,在老教员的悉心指导下开始承担临床护理工作。作为责任护士的小刘接到医嘱:1床的王阿姨胃不舒服,需要兰索拉唑30 mg+0.9%氯化钠溶液100 ml静滴! 药液已经两人核对并由药疗班配置,小刘准备好物品携带着输液单至1床床旁,漫不经心地喊着1床阿姨的名字:"老王,来打针啊!"顺势扎上止血带,拉着阿姨的手拍了拍,拿着一根棉签在手背上消了消毒,拿起留置针就刺入皮肤,见没有回血就又在血管里捣鼓了两下,患者喊着疼,家属在一旁就急了:"拔了吧,换个护士来吧!"

　　小刘很生气,扭头就离开病房了……

【思考】

　　(1)你觉得新护士小刘在操作中存在哪些问题?

　　(2)如何在工作中规范自身的行为?

【分析】

　　1. 主要存在的问题

　　● 在操作流程方面

　　(1)未落实核对制度,操作前、中、后未使用双向核对法正确核对患者信息。

　　(2)操作前未做细致的解释及评估,未询问患者需求,未评估操作部位的静脉和皮肤情况。

　　(3)留置针穿刺技术不扎实。

●在行为规范方面

（1）服务态度差，操作中未能和患者做充分的沟通，得到患者的配合。

（2）留置针操作失败未向患者做好解释并致歉，取得患者理解。

2. 如何在工作中规范自身的行为

（1）作为科室层面要加强静脉留置针操作的示范、培训和考核，对于新入职护士在临床实践中需年资高的护师进行"手把手"的严格带教并督促严格遵守操作规程。

（2）作为新护士自身要刻苦训练基本功，不断提高穿刺技术。

（3）在操作中要有高度的责任心，尤其在穿刺前和患者要做好充分的交流及选择好穿刺静脉，取得患者配合，最大程度减轻患者的痛苦。

·目的·

静脉留置针又称套管针，套管柔软，对血管刺激性小、套管在静脉内留置时间长且不易穿破血管等优点被广泛应用于临床，可用于小儿、老人输液，也可用于静脉采血，能有效减轻患者痛苦，提高工作效率，对危重患者急救确保了静脉通路的通畅。

·操作流程及行为规范·

项　目	操　作　流　程	行　为　规　范
核对医嘱	责任护士了解病情，双人核对医嘱、查药物质量及有效期	
解释评估	1. 告知患者用药的目的，取得其配合 2. 评估穿刺部位的皮肤和血管情况 3. 告知患者使用静脉留置针的目的、注意事项及配合要点	核对床位牌，双向核对（使用两种以上身份识别方法）并解释。"请问您叫什么名字？××床××患者您好！由于病情需要遵医嘱分时间段用药，因此需要给您进行留置针穿刺，希望您能配合我们。这样

（续表）

项　目	操 作 流 程	行 为 规 范
解释评估		的体位舒适吗？让我看一下您手上的血管可以吗？（选择弹性好、走向直、便于穿刺及固定的血管，避开关节和静脉瓣。）我一会儿准备在这边穿刺您看可以吗？我去准备一下用物，您稍等。"
操作前准备	1. 护士准备：服装整洁、洗手（六步洗手法）、戴口罩 2. 用物准备：治疗盘：按静脉输液准备物品，另备利器盒、透明贴膜、密闭式留置针、清洁手套，查对用物的质量和有效期、执行单 3. 环境准备：安静、整洁、光线充足	操作者自身准备、物品准备及环境准备符合要求
药液配置	按静脉输液进行药物配置	药物需二人核对
选血管排气	1. 床旁查对（双向核对），解释、协助排尿、帮助患者取舒适卧位 2. 选择血管：扎止血带，再次选择血管、松止血带 3. 核对后将输液袋挂于输液架上，连接留置针、初次排气	协助选取舒适卧位，取得患者配合，再次双向核对。"××床××患者，您这样躺着舒服吗？我现在要准备穿刺了，请您放松，不要紧张，我会轻一点的。"
穿刺步骤	1. 准备好透明贴膜，患者取舒适体位，在血管穿刺点上方6 cm处扎止血带，常规消毒皮肤，消毒范围直径≥8 cm×8 cm，待干 2. 再次核对后进行排气 3. 穿刺：取下护针帽、松动留置针针芯，调整针头斜面。嘱患者握拳，一手绷紧皮肤，另一手手持斜面向上与皮肤呈15°~30°角进针，见套管针尾部有回血后，降低穿刺角度，刺入静脉中 4. 送管（根据留置针型号和规格选择恰当的手法） 5. 松开止血带，打开调节器、撤出针芯放入利器盒内	

(续表)

项 目	操 作 流 程	行 为 规 范
固定调速	1. 透明贴膜固定,注明穿刺日期、操作者姓名 2. 根据病情及药物性质调节适宜的滴速,一般成人 40～60 滴/分,老人、儿童 20～40 滴/分	"××床××患者,穿刺已经结束了,请您放轻松! 我已调节好滴速,您和您的家属不要随意去调节。"
整理解释记录	1. 再次核对 2. 整理患者及床单位,观察患者用药反应,向患者交代注意事项 3. 洗手,查对床头卡,并在医嘱本上签名,签时间	告知套管针的使用注意事项。"××床××患者,留置针已经打好了,您这样的体位还舒服吗? 如有需要帮助,请及时按呼叫器,我也会随时来看您,谢谢您的配合。"

·注意事项·

(1) 选择粗直、弹性好、易于固定的静脉,避开关节和静脉瓣,下肢静脉不应作为成年人选择穿刺血管的常规部位。

(2) 在满足治疗前提下选用最小型号、最短的留置针。

(3) 输注两种以上的药液时,注意药物间的配伍禁忌。

(4) 不应在输液侧肢体上端使用血压袖带和止血带。

(5) 如果患者出汗多,或局部有出血或渗血,可选用纱布敷料。

(6) 无针接头或肝素帽内有血液残留或完整性受损应立即更换。

(7) 敷料、无针接头或肝素帽的更换及固定均应不影响观察。

(8) 发生留置针相关并发症,应拔管重新穿刺,留置针保留时间根据产品使用说明书。

(9) 外周静脉留置针宜用于短期静脉输液治疗,不宜用于腐蚀性药物等持续输注。

(10) 输注脂肪乳剂、化疗药物以及中药制剂时宜使用精密过滤输液器。

(11) 经输液接头(或接口)进行输液及推注药液前,应使用消毒棉片多方位旋转消毒接头的横切面及外围。

（12）用于输注全血、成分血或生物制剂的输血器宜 4 小时更换一次。

（13）外周静脉留置针应 72～96 小时更换一次。

附：外周静脉留置针操作技术考核标准（参考）

项目	考核操作要点	标准分	评 分 细 则	扣分说明
素质要求	1. 仪表端庄、服装整洁	5	衣帽不整齐，戴首饰，未穿护士鞋，浓妆艳抹，发现一处扣 1 分	
评估	2. 核对医嘱	5	未核对医嘱扣 5 分	
	3. 了解患者并解释取得合作	3	不了解患者病情、未交流、未解释取得合作扣 3 分	
操作前	4. 洗手、戴口罩	2	未洗手、戴口罩扣 2 分	
	5. 检查备齐用物并选择适当型号的留置针	5	用物不齐，缺一项扣 1 分	
操作中	6. 核对医嘱，查对、备药	5	未核对医嘱扣 5 分	
	7. 消毒瓶口，插输液器	5	忘记消毒及未插输液器扣 5 分	
	8. 选择血管	5	未选择扣 5 分	
	9. 消毒（直径 8 cm×8 cm），待干	5	未消毒及待干扣 5 分	
	10. 打开留置针包装，排气	5	未排气扣 5 分	
	11. 扎止血带、选血管	5	未扎止血带扣 5 分	
	12. 松动外套管（左右松动针芯）	5	未松动外套管扣 5 分	
	13. 进针（见回血降低角度再进针 0.2 cm）	5	进针角度不对扣 5 分	
	14. 送管（先将钢针退入导管 0.2～0.3 cm，再将导管全部送入血管）	5	未送管扣 5 分	

（续表）

项目	考核操作要点	标准分	评 分 细 则	扣分说明
操作中	15. 松开止血带、打开调节器，撤出针芯	5	缺一项扣1.5分	
	16. 固定、记录日期并签名	5	未固定扣4分，未签时间及名字扣1分	
操作后	17. 调节滴速、填写输液卡	5	未调节滴速及填写输液卡扣5分	
	18. 评价患者反应并告知注意事项	5	未观察患者反应及告知注意事项扣5分	
	19. 分类处理用物，洗手	5	未处理用物、未洗手扣5分	
理论提问	20. 外周静脉留置针操作的注意事项	10	理论回答少一条扣1分	
总分		100	得分	

（王　燕）

十四、密闭式静脉输液技术

案例

患者，王军，男性，32 岁，因呼吸困难、被迫体位、大汗淋漓、咳嗽来院就诊，以"支气管哮喘"收住入院。平车推入病房，既往有哮喘史、心肌肥厚病史。入院时：神志清，精神稍萎，气急明显，口唇紫绀，两肺闻及广泛哮鸣音，BP：130/80 mmHg，P：90 次/分，R：30 次/分，医嘱予 NS250 ml＋氨茶碱 10 ml 静脉滴注，这时新护士小秦去给患者输液，小秦来到床边。

小秦：叫王军对吧，医生开了药，我来给你输，你平躺下吧，需要上卫生间吗？

患者：不需要，谢谢护士。

小秦：好了，液体给你输好了，我现在给你调到每分钟 80 滴，请你不要随意调节滴速，我会随时过来看的，有任何不适请您按铃呼叫，我会及时过来处理的。

患者：好的。

15 分钟后患者家属按铃呼叫护士。

家属：护士，患者有些不舒服，请过来看一下。

小秦在电话这头回答：知道了，一会过来。

又过了五分钟，家属来到护士站询问护士怎么还没过去，小秦不耐烦地起身跟家属去病房，发现患者 P：110 次/分，R：40 次/分，均比之前增快，立即汇报医生并给予相关处理。

【思考】

（1）你觉得新护士小秦在操作中存在哪些问题？

（2）如何在工作中规范自身的行为？

【分析】

1. 主要存在的问题

● 在操作流程方面

（1）操作中未进行双向核对患者信息。

（2）操作中未结合患者病情取合适体位。

（3）未根据患者既往心脏病史调节合适的滴速。

● 在行为规范方面

（1）家属反映情况未及时去观察患者。

（2）对待家属态度较差，情绪化，态度不端正。

2. 如何在工作中规范自身的行为

（1）作为科室要对静脉输液环节进行优化，提高静脉输液质量，并在输液过程中增加患者的配合度，有效降低护患纠纷的发生率。

（2）加强护士药理知识的培训和考核，提高护士尤其是新入职护士对药理知识的掌握，保证临床患者静脉用药的安全性。

（3）加强护士责任心教育，严格遵守静脉输液操作流程。

（4）科室质控小组要加强静脉输液环节的检查，保证用药安全。

（5）作为新护士要苦练基本功，同时在严格掌握操作流程的同时要给予患者更多的人文关怀。

· 目的 ·

静脉输液是临床常用的护理技术，具有给药迅速、疗效快等优势，在治疗疾病、抢救患者中发挥了重要的作用。是临床最常用、最直接有效的治疗手段。

·操作流程及行为规范·

项　目	操　作　流　程	行　为　规　范
核对医嘱	责任护士了解病情,双人核对医嘱、备药,确认无误	
解释评估	1. 评估患者的病情,合作程度 2. 告知患者用药的目的、注意事项及配合要点,取得其配合 3. 评估穿刺部位的皮肤和血管情况	核对床位牌,双向核对(使用两种以上身份识别方法)并解释。"请问您叫什么名字? ××床××患者您好! 由于病情需要给您输液治疗,希望您能配合我们。这样的体位舒适吗? 您的心脏功能好吗? (测脉搏)让我看一下您手上的血管可以吗? (选择血管弹性好、走向直、便于穿刺及固定的血管,避开关节和静脉瓣)我一会儿准备在这边穿刺您看可以吗? 我去准备一下用物,您稍等。"
操作前准备	1. 护士准备:服装整洁、洗手(六步洗手法)、戴口罩 2. 用物准备:治疗盘、弯盘、砂轮、剪刀、止血带、一次性治疗巾、必要时配网套;棉签、输液器、液贴膜、针头 2 个、空针(检查物品的外包装和有效);安尔碘及安尔碘棉球(检查有效期及量是否充足);药液(检查药液的有效期、输液包装袋有无破损、漏气、字迹是否清晰、输液瓶口有无松动、瓶身有无裂缝、药液是否澄清、有无沉淀);针剂(检查有效期、批号、安瓿有无裂痕,药液有无混浊和沉淀);备输液巡视单、液体标签(由办公班打印后双人核对) 3. 环境准备:操作台面清洁、环境整洁、光线充足	操作者自身准备、物品准备及环境准备符合要求

（续表）

项　目	操　作　流　程	行　为　规　范
药液配置	1. 将核对好的标签倒贴于液体瓶的标签上（注意不能遮挡液体的名称及有效期） 2. 打开液体瓶盖，安尔碘棉签消毒后压棉球 3. 消毒安瓿后打开，检查空针：空针刻度清晰、回抽无漏气，针尖朝下按医嘱抽吸药液（安瓿上的信息朝上），加药，压棉球 4. 检查液体（药液有无沉淀、混浊；有无配伍禁忌） 5. 在输液标签上打钩、签名、签时间 6. 打开输液器插入，再次核对后放在治疗车 7. 安瓿双人核对后丢弃	加药的过程中严格遵守无菌操作及查对制度
输液操作	1. 床旁查对（双向核对），解释、协助排尿、帮助患者取舒适卧位 2. 选择血管：扎止血带，再次选择血管、松止血带 3. 双向核对后将输液袋挂于输液架上（若使用PDA核对：扫描患者手腕带及输液标签条形码，信息符合语音提示"医嘱执行准确"，如信息不符提示"患者信息核对不准确"） 4. 初次排气、备好输液贴 5. 输液侧肢体下垫一次性治疗 6. 安尔碘棉签消毒注射部位：螺旋式消毒，由内向外，直径>5 cm，待干 7. 在血管穿刺点上方6 cm处扎止血带 8. 接针头、排气，再次核对 9. 嘱握拳、绷紧皮肤进针（进针角度为20°～30°），见回血后适当降低角度沿着静脉走向再进针少许 10. "三松"：松拳、松止血带、松调节器 11. 固定针头（若使用的套管针穿刺，使用透明贴膜固定，需注明穿刺日期、操作者姓名） 12. 根据病情及药物性质调节适宜的滴速，一般成人40～60滴/分，老人、儿童20～40滴/分 13. 记录输液巡视卡	携用物至床旁，双向核对后解释。"××床××患者，现在准备给您输液了，您这样躺着舒服吗？需要帮您把床头摇高一点吗？请您放松，不要紧张，会轻一点的。穿刺成功了，请您松拳。谢谢您的配合。"

（续表）

项　目	操　作　流　程	行　为　规　范
整理 解释 记录	1. 再次核对 2. 取出垫巾、止血带并消毒处理,整理患者床单位 3. 观察穿刺局部情况及患者主观反应,向患者交代注意事项 4. 洗手,查对床头卡,并在医嘱本上签名,签时间	"××床××患者,穿刺已经结束了,请您放轻松! 我已经调节好滴速,您和您的家属不要随意去调节,您这样的体位还舒服吗? 如有需要帮助,请及时按呼叫器,我也会随时来看您,谢谢您的配合。"

·注意事项·

（1）操作时选择粗直、弹性好、易于固定的静脉,避开关节和静脉瓣,下肢血管不作为成人选择穿刺血管的常规部位。

（2）输注两种以上药液时,注意药物间的配伍禁忌。

（3）不应在输液肢体上端使用血压袖带和止血带。

（4）一次性静脉输液钢针宜用于短期或单次给药,腐蚀性药物不应使用一次性输液钢针。

（5）易发生血源性病原体职业暴露的高危病区宜选用一次性安全型注射和输液装置。

（6）输注脂肪乳剂、化疗药物及中药制剂宜使用精密过滤输液器。

（7）用于输注全血、成分血或者生物制剂的输血器宜4小时更换一次。

附：密闭式静脉输液技术考核标准(参考)

项目	考核操作要点	标准分	评分细则	扣分说明
素质要求	1. 仪表端庄,服装整洁	3	衣帽不整洁,佩戴首饰,浓妆艳抹,发现一处扣1分	
核对医嘱	2. 医嘱经二人核查	5	医嘱未经二人核查	

（续表）

项目	考核操作要点	标准分	评 分 细 则	扣分说明
解释评估	3. 评估患者病情、合作程度	3	未评估患者病情及合作程度扣3分	
	4. 评估穿刺部位的皮肤和血管情况	3	未评估穿刺部位皮肤情况扣1分，未评估血管情况扣2分	
	5. 告知患者用药的目的，注意事项及配合要点，取得其配合	4	未告知患者输液的目的、注意事项、配合要点缺1项扣2分	
操作前准备	6. 护士准备：六步洗手法洗手，戴口罩	4	未洗手扣2分未戴口罩扣2分	
	7. 物品准备齐全，检查物品及药物方法正确，放置合理	5	物品准备缺1项扣1分检查物品和药瓶方法不正确1项扣1分	
	8. 环境整洁、擦拭操作台面	3	未擦拭操作台面扣3分	
药液配置	9. 正确将液体标签贴于液体瓶身	2	液体标签粘贴方法不正确扣2分	
	10. 打开液体瓶盖，消毒方法正确	3	消毒方法不正确扣2分未加盖棉球扣2分	
	11. 消毒安瓿、检查空针、抽取药液方法正确、液体瓶口压棉球	4	安瓿未消毒扣1分空针未检查扣1分抽药方法不正确扣2分	
	12. 检查液体（药液有无沉淀、混浊；有无配伍禁忌）	3	加药后未检查药液扣3分检查缺1项扣1分	
	13. 在输液标签上打钩、签名、签时间	2	加药后未在输液瓶签上签名、签时间扣2分	
	14. 打开输液器插入，再次核对后放在治疗车	3	未插入输液器扣1分未核对扣2分	
	15. 安瓿双人核对后丢弃	3	安瓿未经二人核对即丢弃扣3分	

— 080 —

（续表）

项目	考核操作要点	标准分	评 分 细 则	扣分说明
输液操作	16. 床旁核对	5	未进行床旁核对扣5分	
	17. 患者体位摆放合适	2	患者未处于舒适体位扣2分	
	18. 选择合适血管	3	未选择合适穿刺血管扣3分	
	19. 排气一次成功	3	未做到一次性成功排气扣3分	
	20. 消毒方法、范围符合要求	3	消毒方法、范围不符合要求扣3分	
	21. 穿刺前再次核对	5	进针前未核对扣5分	
	22. 静脉穿刺一次成功	5	未能一次性穿刺成功扣5分	
	23. "三松"、正确固定针头	3	未做到"三松"扣1分针头固定不准确扣2分	
	24. 正确调节滴速	3	未按要求调节滴速扣3分	
	25. 填写输液巡视卡	2	未填写输液卡扣2分	
整理解释记录	26. 再次核对	5	未再次核对扣5分	
	27. 取出垫巾、整理患者床单位	2	未取出垫巾扣1分,未安置患者扣1分	
	28. 观察穿刺局部情况及患者主观反应,向患者交代注意事项	2	未观察局部穿刺情况未交代患者注意事项扣2分	
	29. 整理用物、洗手、在医嘱本上签名,签时间	2	未洗手扣1分未正确处理医嘱扣2分	
理论提问	30. 为患者进行输液时应注意哪些问题	5	根据回答酌情扣分	
	31. 静脉输液的目的			
总分		100	得分	

（刘兰芬）

十五、密闭式静脉输血技术

新护士小王在普外科工作，这天小王的带教老师周老师告知她3床肠癌患者血色素非常低，床位医生已开具医嘱该患者需要输血，让小王独立操作一下，小王很兴奋，因为之前老师都讲过流程也看过老师处理，但都不被允许自己操作。她立即跑到办公班处拿起备血单和试管就准备去备血，办公班老师和带教周老师立即制止了她，并两个人进行了核对后再把备血单及试管交给小王进行了备血。操作结束后，周老师对小王进行了批评并再次将备血、领血、输血的各个环节注意事项进行了讲解。3床患者血领回后，小王谨慎多了，牢记老师说的查对制度，拉着领血的教员在治疗室内逐条核对，全部正确，小王心里长舒了口气，心想这下没问题了，准备好输血的用品，推着治疗车一个人就去了患者床旁。周老师默默地跟着她进了病房，看着小王一个人认认真真地与患者核对信息，为患者输血，调节滴速，告诉患者注意事项。小王操作完回到治疗室，科室周老师又叫住了小王问她知不知道自己犯了很严重的错误，小王仔细回忆觉得自己核对得非常仔细没有遗漏，实在不知道周老师为什么批评自己。你知道小王哪里出了问题吗？

【思考】

（1）你觉得新护士小王在操作中存在哪些问题？

（2）如何在工作中规范自身的行为？

【分析】

1. 主要存在的问题

（1）备血时未与办公班老师共同核对备血单和备血管上的各项信息。

（2）输血时，一个人独立操作，未与第二人床旁共同核对输血。

2. 如何在工作中规范自身的行为

（1）加强新入职护士对输血各个环节的培训与考核。能熟练掌握并严格遵守输血各个环节的规范操作。

（2）护士要提高操作过程中的安全意识，应该认识到输血的特殊性，认识到输血各个环节中二人共同核对的重要性，保证各个环节核对内容的绝对准确，保证患者输血安全。

· 目的·

静脉输血是将全血或者成分血如血浆、红细胞、白细胞或者血小板等通过静脉输注给患者的一种治疗方法，是急性大量失血、溶血性贫血急性发作及伴有症状的各类严重失血和贫血的一项重要措施。

· 操作流程及行为规范·

项　目	操 作 流 程	行 为 规 范
核对医嘱	责任护士了解病情，持执行单和医嘱单进行二人核对，确认无误	
解释评估	1. 评估患者的年龄、病情、合作程度 2. 了解患者的血型、输血史及不良反应史 3. 评估患者局部皮肤和血管情况	双向核对后解释。"××床××患者，您好！因为××原因，需要给您输血，请问您以前输过血吗？知道自己的血型吗？输血前需要帮您抽一个血进行化验，让我看一下您的血管好吗？（抽血的静脉和输血静脉）我去准备一下用物，请您稍等一下。"

（续表）

项　目	操　作　流　程	行　为　规　范
取　血	1. 携带病历、用血通知单、提血单、领血箱、治疗巾至血库 2. 与血库工作人员共同做好核对：严格执行"三查十二对" 　（1）三查：查血的有效期、质量、输血装置是否完好 　（2）"十二对"：核对受血者的床号、姓名、性别、年龄、住院号、科室/门急诊号、献血者姓名、编号、采血日期、种类、剂量及交叉配血试验结果 3. 双方核对无误后按要求共同签字	在取血的过程中与血库工作人严格执行"三查十二对"，保证血液正确无误
输血前准备	1. 双人核对：取血后和第二名护士共同逐项核对发血单与血袋标签上的相关内容，检查血袋有无破损、漏，血袋内的血液有无溶血及血凝块，输血装置是否完好。核对无误后按要求在血型报告单反面签名、签时间 2. 护士准备：衣帽整洁，六步洗手法洗手、戴口罩 3. 用物准备：打印输液巡视卡及输液标签（与办公班进行核对）、备治疗盘、弯盘、止血带、清洁一次性治疗巾、血型牌（各物品清洁呈备用状态）；棉签、输液器、输液贴膜、留置针（检查各物品有效期及外包装袋）；安尔碘、安尔碘棉球（有效期、量足）；生理盐水（检查液体的有效期、外包装袋及药液）。将输液标签贴于生理盐水输液袋上，消毒瓶口，将输血器插入；按医嘱准备抗过敏药物 4. 环境准备：安静、整洁、光线充足	1. 从血库取血回到病房后必须经第二名医务人员核对，严格执行"三查、十二对"，保证血液的正确无误 2. 操作者自身准备、物品准备及环境准备符合要求

（续表）

项 目	操 作 流 程	行 为 规 范
输血	1. 两名医护人员携病历及输血用物至患者床旁进行核对：核对患者床号、姓名、性别、年龄、住院号、血型及交叉配血试验结果，检查血液的种类、血量、有效期、血的质量 2. 建立静脉通路：按静脉输液操作流程进行静脉穿刺后输入生理盐水，并按医嘱使用抗过敏药物 3. 再次核对血液是否与患者信息相符，核对无误后，轻摇血液后消毒血袋导管口，插入输血器更换血袋 4. 再次核对血袋与患者信息是否相符，调节滴速，开始时缓慢滴入不超过 20 滴/分，观察 15 分钟后患者无输血反应，根据病情、年龄及输注的血液的种类调节滴速 5. 核对患者床号、姓名、血型、记录巡视卡，挂上血型牌	至床旁进行双向核对患者各信息是否与血袋信息相符，确认无误后解释。"××床××患者，您好，血液我们已经从血库取回了，刚才我们两位医生一起和您核对了您的信息，您要输的血是××血型，我需要先帮您打上静脉针后再输血，请您不要紧张，配合我们一下，谢谢！"
整理用物宣教记录	1. 向患者交代注意事项，协助患者取舒适体位 2. 整理用物、洗手、脱口罩，医嘱签名签时间 3. 输血袋用后及时送血库低温保存 24 小时	再次双向核对后解释。"××床××患者，血液已经给您输上了，我观察了 15 分钟，您有没有什么不适。现在给您输的是×型血，滴速是每分钟×滴，为了保证您在输血过程中的安全，您不要随意调节滴速，如有不适及时按呼叫铃喊我们，我也会经常来看您的，再次感谢您的配合。"

·注意事项·

（1）血制品不得加热、不得随意加入其他药物，不得自行储存、尽快使用。

（2）输血开始的 15 分钟内以及输血过程中应该定期对患者进行监控。

（3）1个单位的全血或者成分输血应该在4小时内输完。

（4）全血、成分血和其他血液制品从血库取出后应在30分钟内输注。

（5）连续输入不同供血者血液制品时，中间输入生理盐水。

（6）出现输血反应应立即减慢或停止输血，更换输液器，用生理盐水维持，静脉通畅，通知医生，做好抢救准备，保留余血，并记录。

（7）用于输注全血、成分血或生物制剂的输血器宜4小时更换一次。

附：密闭式静脉输血考核标准（参考）

项目		考核操作要点	标准分	评分细则	扣分说明
素质要求		1. 仪表端庄，服装整洁	5	衣帽不整洁，佩戴首饰、浓妆艳抹，发现一处扣1分	
核对医嘱		2. 操作前、中、后进行双人医嘱核对；患者信息双向核查	10	操作中核对环节缺一项扣5分	
评估		3. 评估患者的年龄、病情、合作程度	5	评估中缺1项扣1分	
		4. 了解患者的血型、输血史及不良反应史			
		5. 评估患者局部皮肤和血管情况			
操作前准备		6. 洗手，戴口罩	3	洗手、戴口罩不规范扣3分	
		7. 物品准备齐全，放置合理	5	物品准备缺1项扣1分	
		8. 环境符合要求	3	未清洁操作台面扣3分	
操作过程	取血	9. 护士核对医嘱，携病历、用血通知单、提血单、血型报告单、领血箱至血库	5	缺1项扣1分	
		10. 护士与血库工作人员双人核对配血报告单（各项信息）；血袋标签（各项信息）；检查血袋包装、血液性质	5	核对项目缺1项扣1分	

（续表）

项目		考核操作要点	标准分	评分细则	扣分说明
操作过程	输血	输血前护士双人核对：			
		11. 配血报告单（各项信息）	3	配血报告单核对缺项扣3分	
		12. 血袋标签（各项信息）	3	血袋标签核对信息缺项扣3分	
		13. 检查血袋包装、血液性质	3	未检查血袋包装、血液性质扣3分	
		14. 核实：血型检验报告单	3	未核实血型检验报告单扣3分	
		15. 双方在交叉配血报告单上签字	3	未在交叉配血报告单上签字扣3分	
		16. 至患者床旁核对姓名、年龄、住院号及血型（双人）	3	患者床边核对不规范扣3分	
		17. 操作顺序正确	3	静脉操作流程不规范：每项扣1分	
		18. 再次核对姓名、床号、血型	5	操作后未再次核对姓名、床号、血型扣5分	
		19. 合理调节输液速度，记录	4	未按要求调节滴速扣3分，未记录扣1分	
		20. 观察患者有无输血反应	5	未观察患者输血反应扣5分	
操作后		21. 整理床单位、安置患者、交代注意事项	5	未整理床单位、安置患者扣2分，未交代注意事项扣3分	
		22. 处理用物正确、洗手、签字	4	未正确处理用物扣2分，未洗手扣1分，未签字扣1分	
		23. 输血袋用后需送回血库	5	输血袋未送回血库扣5分	
理论提问		24. 输血的注意事项有哪些	5	根据回答酌情扣分	
		25. 输血可导致哪些并发症	5		
合计			100	得分	

（刘兰芬）

十六、静脉血标本采集技术

案 例

护士小吕是呼吸内科的一名新护士,工作近一年了,她是个非常勤快的小姑娘,在工作上积极主动、认真负责,对患者需求也是有求必应。一天早上,她为新入院1床患者张××采血,采血过程中呼叫铃响了,她心急火燎地采血拔针后,跟患者说了句:"张××,按压一下穿刺部位。"随后,她就去处理按呼叫铃的18床患者。等她忙好18床患者刚回到护士站,1床患者家属就气势汹汹地跑过来骂小吕没有责任心,将患者生命视儿戏,小吕觉得很委屈,也没了解情况就和患者家属争辩起来……值班医生听到吵闹声赶过来安抚家属,并了解到1床患者采血后不久要上卫生间,就用双手撑着床沿下地了,等上了卫生间出来家属才发现患者衣袖上有血,采血部位还在出血,并鼓出了一个大包,因此就发生了护士站的一幕。

【思考】

(1)你觉得新护士小吕在操作中存在哪些问题?

(2)如何在工作中规范自身的行为?

【分析】

1. 主要存在的问题

● 在操作流程方面

(1)操作结束后未正确指导患者按压穿刺部位。

(2)未告知采血后的注意事项。

● 在行为规范方面

（1）呼叫铃响时，她未沉着将眼前患者照护好，就匆忙离开。

（2）家属指责她时，她未了解情况先处理1床患者采血部位出血肿胀问题，而是只顾自己受委屈，并与患者家属争辩。

2. 如何在工作中规范自身的行为

（1）作为科室层面要加强培训和考核，尤其对于新入职的护士要加强基本功的训练。

（2）作为新护士要加强自身修养的修炼，护理工作再繁忙都要用心护理好每一位患者。

（3）在操作过程中要融入人文关怀，操作中要告知患者检查的项目、目的及注意事项，缓解其紧张焦虑的情绪，配合护士的操作。

·目的·

静脉采血的目的是采集、留取静脉血标本进行下一步的化验检查，为临床诊断与治疗提供依据。

·操作流程及行为规范·

项　目	操　作　流　程	行　为　规　范
核对医嘱	责任护士了解病情，持检验条码和医嘱单进行二人核对，确认无误	
解释评估	1. 了解需做检验的名称，以明确收集标本的种类和目的 2. 评估患者病情、诊断、合作能力、穿刺部位皮肤、血管状况 3. 向患者做好解释，取得配合，做生化检查，应告知患者需空腹6小时以上	双向核对后解释。"××床××患者，您好！因为××原因需要抽血查××，请问您吃过饭吗？您想抽哪一边的胳膊？让我看一下您的血管好吗？我去准备一下用物，您稍等。"

（续表）

项　目	操　作　流　程	行　为　规　范
用物准备	1. 护士准备：服装整洁、六步洗手法洗手、戴口罩 2. 用物准备：按化验种类选取合适试管,检验条码贴于试管上(二人核对)、治疗盘、弯盘、止血带、一次性治疗巾、一次性手套、安全持针套(呈备用状态);贴膜、棉签、采血针(检查外包装袋及有效期);安尔碘、安尔碘棉球(有效期、量足);利器盒 3. 环境准备：环境整洁、光线充足	操作者自身准备、物品准备及环境准备符合要求
采血过程	1. 携用物至床旁,核对患者床号、姓名、住院号 2. 向患者解释,为其安置舒适体位 3. 选择血管,垫好垫巾 4. 由内向外环形消毒(直径≥5 cm)2 遍 5. 取下双向针灰色护套,暴露针后端(带弹性胶套一端),装入安全持针套 6. 在穿刺点上 6 cm 处扎止血带 7. 准备贴膜、戴手套 8. 嘱患者握拳,左手绷紧皮肤,右手持针套穿刺,针尖斜面向上,与皮肤成15°～30°,见回血再进针少许 9. 左手示指和中指配合拇指将真空采血管推到持针套顶端,观察回血 10. 按顺序依次插入真空采血管 11. 嘱患者松拳 12. 松止血带,先拔出采血管,然后用贴膜压住进针处,快速拔针	核对床位牌,双向核对(使用两种以上身份识别方法)并解释。"××床××患者,您好,我用物已经准备好了,您这样躺着舒服吗?我要准备给您静脉采血了,可能有些痛,我会尽量轻一点,请您不要紧张。"(进针前,再次核对患者信息,抽血的过程中注意观察患者病情)"××,血抽好了,您有什么不适吗?请您轻轻按压穿刺点3～5分钟,不出血再松开(指导患者正确按压穿刺点)。"
整理用物查对记录	1. 取下止血带,垫巾,脱手套 2. 整理患者衣物及床单位 3. 向患者交代注意事项,协助患者取舒适体位 4. 核对患者的住院号、姓名 5. 分类处理用物,洗手 6. 正确处理医嘱,血标本及时送检	采血完毕,正确安置患者,向患者交代注意事项。"××,采血已经结束,请您放松。采血后 24 小时请尽量保持采血手臂清洁卫生,不要碰水,不要提重物。您有什么需要帮助,请及时按呼叫器,我也会随时过来看您的,谢谢您的配合!"(持试管,再次核对患者信息)

·注意事项·

（1）在安静状态下采集血标本，若患者正在进行输液、输血治疗，不宜在同侧肢体采血。

（2）采血时尽可能缩短止血带的结扎时间，并避免导致溶血的因素。

（3）同时采集多种血标本时，根据采血管说明书要求依次采集血标本，需要抗凝的血标本，应将血液与抗凝剂混匀。

（4）正确指导患者按压穿刺部位及按压时间，并告知患者采血后肢体在 24 h 内尽量保持清洁，不要碰水，避免用力、提重物等。

（5）标本采集后尽快送检，送检过程中避免过度震荡。

附：静脉采血技术考核标准

项目	考核操作要点	标准分	评分细则	扣分说明
素质要求	1. 仪表端庄、服装整洁	5	衣帽不整洁，戴首饰，未穿护士鞋，浓妆艳抹，发现一处扣 1 分	
评估	2. 核对医嘱	5	未核对医嘱扣 5 分	
	3. 评估患者病情、配合程度及血管情况	5	未评估病情、配合程度扣 3 分，未评估血管情况扣 2 分	
操作前	4. 洗手，戴口罩	5	未洗手、戴口罩扣 1 分，用物不齐，缺一项扣 1 分	
	5. 备齐用物			
	6. 环境符合要求			
操作中	7. 核对正确	5	未核对医嘱扣 5 分	
	8. 患者体位摆放正确	5	未协助患者摆体位扣 5 分	
	9. 选择静脉、穿刺部位下垫巾	5	未合理选择静脉扣 4 分，未垫巾扣 1 分	
	10. 消毒皮肤、扎止血带、再次核对、嘱患者握拳	5	消毒、扎止血带、嘱握拳 1 项未做扣 1 分，未再次核对扣 2 分	

（续表）

项目	考核操作要点	标准分	评分细则	扣分说明
操作中	11. 戴手套、穿刺、一针见血	5	未戴手套扣1分，未一次穿刺成功扣4分	
	12. 正确选择采血管	5	采血管选择不正确扣5分	
	13. 采血量正确	5	采血量不正确扣5分	
	14. 松止血带、嘱患者松拳、拔采血管、拔针	5	未松止血带扣2分，未嘱松拳扣1分，未先拔采血管后拔针扣2分	
	15. 按压穿刺点，脱手套	5	未按压穿刺点扣4分，未脱手套扣1分	
	16. 再次核对，安置患者	5	未核对扣3分，未安置患者扣2分	
	17. 观察患者情况	5	未观察病情扣5分	
	18. 告知患者采血后注意事项	5	未告知注意事项扣5分	
操作后	19. 处理用物、洗手、签字	5	未处理用物扣1分、未洗手扣1分、未签字扣3分	
评价	20. 操作熟练，遵循无菌原则	5	不熟练扣2分，违反无菌原则扣3分	
	21. 血标本处理正确、及时送检	5	未及时送检扣5分	
理论提问	22. 采集血标本的注意事项	5	理论回答少一条扣1分	
	23. 采集血标本前后为患者做哪些指导			
总分		100	得分	

（宋杏花）

十七、血糖监测技术

案例

护士小李是长征医院内分泌科的新护士,至今已经工作三个月了,今天她上早班,6:30 她和往常一样来到病房为患者进行血糖监测操作。由于患者比较多,她看了下执行单,嘴里在不停地埋怨,在治疗室准备好用物后,她来到 2 床患者床旁,不耐烦地对着患者说:"2 床,我给你测血糖。"她随便抓起患者的一只手,消完毒后,酒精还没有干直接给患者扎了上去。患者直喊着疼,家属在旁边责怪护士,她不但没有道歉,还和患者家属吵了起来……以致造成患者拒绝测血糖,经护士长和床位医生作解释后患者表示理解。

【思考】

(1) 你觉得新护士小李在操作中存在哪些问题?

(2) 如何在工作中规范自身的行为?

【分析】

1. 主要存在的问题

● 在操作流程方面

(1) 未落实核对制度,操作前、中、后未核对患者信息。

(2) 操作前未做解释及评估,未评估操作部位情况。

(3) 操作流程不规范,酒精未干即给予测血糖。

● 在行为规范方面

(1) 工作态度消极,由于需测血糖的患者比较多就不停埋怨。

（2）操作中未能做到人性化服务，为患者做细致的解释，消除其焦虑的情绪。

2. 如何在工作中规范自身的行为

（1）作为科室要加强理论知识学习，提高护理人员血糖监测对于糖尿病患者血糖控制的作用和重要性的意识。

（2）作为护理人员在操作中应充分体现"以患者为中心的理念"，严格遵守操作流程的同时，做好患者的解释，消除其焦虑情绪，提升患者的认知水平，增强其对血糖监测的重视，提高治疗依从性。

·目的·

（1）评估患者糖代谢紊乱的程度。

（2）为制订、调整降糖方案提供依据。

（3）反映降糖治疗效果。

·操作流程及行为规范·

项 目	操 作 流 程	行 为 规 范
核对医嘱	操作者转抄执行单与医嘱单经办公班两人核对，确认无误	
评估	1. 评估血糖仪的工作状态，检查试纸型号及有效期 2. 核对床位牌，患者腕带，双向核对（使用两种以上身份识别方法），向患者解释并告知监测血糖的目的 3. 确认患者是否符合空腹或者餐后血糖的测定时间的要求 4. 协助患者取合适的体位，清洗双手 5. 选择采血部位，观察穿刺局部皮肤情况	"您好，请问您叫什么名字？因××原因，我们需要监测您的血糖，您现在有什么不舒服吗？您的进餐时间是几点能告诉我吗？测血糖前要先用温水洗手，需要我协助您吗？您决定采哪个手指的血呢？我要先评估一下，谢谢配合！（观察穿刺局部皮肤情况）"我去准备一下用物，请稍等。"

（续表）

项　目	操　作　流　程	行　为　规　范
操作前准备	1. 护士准备：衣帽整洁，六步法洗手、戴口罩 2. 物品准备：治疗盘（75%乙醇、棉签）、弯盘、手套、血糖仪（检查血糖仪型号与试纸型号一致）、试纸、采血针、采血笔、治疗车下层放利器盒 3. 环境准备：环境安静、整洁	操作者自身、物品、环境准备符合要求
采血	1. 携用物至床旁，双向核对患者信息，再次确认患者为空腹或者是餐后2小时，协助患者取舒适的卧位 2. 监测血糖前手指下垂10秒 3. 确认血糖仪型号与试纸号码一致 4. 75%的乙醇消毒穿刺部位2次，范围为采血点手指两侧，待干 5. 插入试纸，血糖仪开机显示滴血符号 6. 戴手套，备干棉签2根，正确安装采血笔，调整采血刻度，再次核对医嘱，采血针紧贴采血部位，弃第一滴血，试纸吸血（血量完全覆盖测试孔），待血糖仪提示音后用棉签按压穿刺点 7. 读数，准确记录血糖数值，告知患者，数值异常及时通知医生 8. 再次核对患者信息	"××床××患者，我现在要给您采血了，我和您再确认一下，您是空腹状态，对吗？我的动作会轻一点，您不要太紧张，请把您的这个手指保持下垂的动作。" "××患者，您的血糖值为××，在正常范围内，穿刺的地方请按压1～2分钟，谢谢您的配合。" （如为长期监测血糖的患者，可教会其血糖监测的方法）
整理	1. 整理床单位，协助患者取舒适体位 2. 处理用物，将采血针弃于利器盒中，其他物品分类处置 3. 洗手，处理医嘱	"××床××患者，血糖测了了，您这样躺着舒服吗？您有什么需要可以随时按铃喊我，我也会经常来看您的，再次感谢您的配合。"

·注意事项·

（1）测血糖时应注意轮换采血部位，避免在同一部位反复采血。

（2）血糖仪应按仪器说明书使用要求定期进行标准液校正；血糖仪芯片的号码与试纸号码必须一致。

（3）妥善保管试纸，避免试纸受潮、污染；血糖试纸必须在有效期。

（4）采血时避免用力挤压手指，以免影响测试结果；采血量适宜，应使试纸测试区完全变成红色。

（5）采血时，严格执行无菌操作技术，对不同患者进行监测血糖采血操作时，必须使用一次性采血装置。采血必须一人、一针、一片。

附：血糖监测考核标准（参考）

项目	考核操作要点	标准分	评分细则	扣分说明
仪表	1. 仪表端庄、服装整洁	5	衣帽不整齐，戴首饰，未穿护士鞋，浓妆艳抹，发现一处扣1分	
评估	2. 患者病情、意识状态、合作程度	5	不了解患者病情、未交流、解释取得合作扣5分	
	3. 评估采血部位皮肤情况	5	穿刺部位评估不准扣5分	
操作前	4. 洗手、戴口罩	5	未洗手、戴口罩扣1分，用物不齐，缺一项扣1分	
	5. 检查备齐用物，放置合理			
操作中	6. 核对正确、解释得体	5	未核对医嘱扣5分	
	7. 协助患者取合适体位	5	未协助患者摆放体位扣5分	
	8. 开机，检查仪器功能	5	开机后未检查仪器性能扣5分	
	9. 确认血糖仪的芯片与试纸号码一致	5	未检查血糖仪的芯片与试纸号码是否一致扣5分	
	10. 正确插入试纸	5	取试纸是一手抓扣5分	
	11. 选择合适的采血部位	5	采血体位不舒适扣5分	
	12. 采血前再次确认	5	采血前未核对扣5分	
	13. 采取血量适宜	5	采血量过多或过少扣5分	
	14. 指导患者正确按压	5	未指导患者正确按压扣5分	
	15. 核对	5	操作后未再次核对扣5分	

（续表）

项目	考核操作要点	标准分	评分细则	扣分说明
操作中	16. 记录血糖值	5	未在记录单上记录血糖值扣5分	
	17. 患者安全舒适、告知有关注意事项	5	未安置患者舒适体位，未告知注意事项扣5分	
操作后	18. 整理处理用物方法正确	5	未处理用物、未洗手扣5分	
	19. 洗手记录			
评价	20. 操作轻柔稳重、遵循无菌原则	5	动作粗暴、不准确扣5分	
理论提问	21. 血糖监测的注意事项	10	理论回答少一条扣2分	
总分		100	得分	

（杜锦霞）

十八、氧气驱动雾化吸入技术

案 例

　　小张实习结束后被分在五官科工作，作为工作不到一年的新护士小张主要承担科室的一些相对简单的护理操作，五官科咽喉部手术后患者大部分需要雾化吸入治疗。32床声带息肉术后，小张跟随教员来到床边，给患者进行雾化吸入，小张连接好雾化器，打开氧气流量，将雾化器递给患者。小张：32床来做雾化了。患者：护士我不会。小张：这么简单你不会，你前两天没做过吗？雾化器放嘴里正常呼吸。患者躺在床上，雾化器含在嘴里，导致药液倒流进入口腔，患者一气之下将雾化器扔到地上，骂道"什么护士，什么都不懂"。小张觉得很委屈，找到带教教员，带教老师了解情况后，指出小张在工作中的不妥之处。

【思考】

（1）你觉得新护士小张在操作中存在哪些问题？

（2）如何在工作中规范自身的行为？

【分析】

1. 主要存在的问题

● 在操作流程方面

（1）新护士对规范的雾化吸入治疗对于患者术后声带恢复的重要性的意识不强。

（2）新护士自身未掌握雾化吸入的规范操作，因此不能正确指导患者。

● 在行为规范方面

（1）操作前未能与患者充分地交流，告知患者雾化吸入对于术后恢复的重要性。

（2）对于患者提出的"我不会"未能耐心地指导患者。

2. 如何在工作中规范自身的行为

（1）科室要加强专科的理论学习，雾化吸入虽为一项简单的治疗，但是对于患者的术后声带的恢复有着重要的作用。

（2）科室要制定规范的专科操作流程，使之标准化、流程化，同时加强护士的知识和技能的培训，同时建立完善的质量控制考核，责任到人，促进护理质量的持续改进。

（3）护士应加强与患者的沟通和交流，使患者认识到雾化吸入的重要性，配合医护人员给予的指导，同时要重视患者对技术掌握的评估，发现方法错误及时纠正，保证治疗效果。

·目的·

（1）湿化气道。

（2）控制呼吸道感染。

（3）改善通气功能。

（4）间歇吸入药物治疗肺部及呼吸道疾病。

（5）减轻咽喉部术后水肿及促进炎症消退。

·操作流程及行为规范·

项 目	操 作 流 程	行 为 规 范
核对医嘱	责任护士了解病情，核对医嘱，确认无误	
解释评估	1. 了解患者口腔、咽部有无异常，听诊双肺呼吸音 2. 向患者解释雾化吸入的目的及注意事项 3. 询问患者过敏史、用药史，了解患者呼吸情况	至患者处进行双向核对后解释。"××床，××患者，您好！因为您刚做了声带息肉手术，术后声带局部会水肿，医生给您开了氧气雾化吸入治疗，可以帮助您改善局部水肿并稀释痰液有利于痰液的咳出。您以前有药物过敏史吗？您看您这样的体位舒服吗？我去准备一下，请稍等。"

（续表）

项 目	操 作 流 程	行 为 规 范
操作前准备	1. 护士准备：服装整洁、六步洗手法洗手、戴口罩 2. 用物准备：一次性氧气雾化器1套、氧气装置1套、10 ml注射器、生理盐水、按医嘱备雾化用药、一次性治疗巾 3. 环境准备：整洁、安全、无火源	操作者自身准备、物品准备及环境准备符合要求
配药	1. 检查一次性氧化吸入器各部件是否完好 2. 按医嘱准备雾化吸入药物经第二人核对无误后进行配置，配置好的雾化液注入雾化器储液槽内，并再次核对	配置雾化液的过程中需进行二人核对及遵循"三查"原则，保证药物执行无误
雾化	1. 携用物至患者床旁，用两种方法核对患者信息，并做好解释，取得配合 2. 协助患者取合适的体位，颌下垫一次性治疗巾 3. 安装氧气装置，连接雾化装置，调节氧流量6～8 L/min，视雾滴喷出情况调节氧流量 4. 指导患者手持雾化器，口含雾化喷雾口，紧闭口唇，准确吸气和呼气 5. 观察患者有无不适，一般治疗时间为20分钟	至患者处再次进行双向核对后解释。"××床××患者，雾化吸入的用物已经准备好了，我把您的床摇成半卧位吧？您这样会舒服些。"指导患者雾化吸入正确的方法，"您手持雾化器，嘴巴含着雾化喷雾口，闭紧口唇，像吸烟一样用嘴吸气，鼻子呼气，雾化器尽量直立，以防药液流入口中，这样可以吗？大概治疗时间为20分钟，有什么不适您及时告诉我。"
整理用物宣教	1. 吸入完毕移开雾化器，关闭氧气 2. 一次性治疗巾擦拭患者口鼻，撤去治疗巾 3. 整理床单位，协助患者取舒适卧位	"您好！现在时间到了，我帮您把雾化装置去掉好吗？雾化吸入后感觉好一点吗？您有什么需要帮助，请及时按呼叫器，我也会随时来看您，谢谢您的配合。"
处理用物	1. 处理用物、洗手 2. 记录雾化吸入时间、药物及治疗效果 3. 雾化水槽清洗消毒，专人专用	

·**注意事项**·

（1）操作过程中，应该注意用氧安全，室内避免火源，湿化瓶内勿放湿化水。

（2）雾化吸入前应协助患者取半卧位或坐位，保持体位舒适。若患者出现剧烈咳嗽，应暂停雾化，嘱患者休息片刻。如出现呼吸困难、心悸、发绀等不良反应，应立即给予吸氧并及时汇报医生。

（3）治疗结束后应协助患者排痰。

（4）Ⅱ型呼吸衰竭患者禁止用氧气驱动的雾化吸入治疗。

附：氧气驱动雾化吸入技术操作考核标准（参考）

项目	考核操作要点	标准分	评 分 细 则	扣分说明
仪表	1. 仪表端庄、服装整洁	5	衣帽不整齐，戴首饰，未穿护士鞋，浓妆艳抹，发现1处扣1分	
评估	2. 询问、了解患者的身体状况	5	不了解患者病情，未交流、扣5分	
	3. 向患者解释操作的目的，取得患者配合	5	未解释取得合作扣5分	
操作前准备	4. 洗手、戴口罩	5	未洗手、戴口罩扣1分	
	5. 备齐用物		用物不齐，缺一项扣1分，未检查用氧装置扣1分	
	6. 环境安全，无火源		未检查环境扣2分	
操作中	7. 核对正确	5	未核对医嘱扣5分	
	8. 正确配置药液	5	药液错误扣5分	
	9. 协助患者取合适体位	5	未协助患者摆放体位扣5分	
	10. 指导患者用口吸气，鼻呼气方法	10	雾化器使用指导错误扣5分，呼吸方式指导错误扣5分	

（续表）

项目	考核操作要点	标准分	评分细则	扣分说明
操作中	11. 连接雾化器,调节氧流量,将面罩罩住患者口鼻或口含住雾化器	10	雾化器连接错误扣 5 分,氧流量调节错误扣 5 分	
	12. 掌握正确的雾化吸入方法和时间	10	雾化吸入时间指导错误扣 5 分	
	13. 评估患者呼吸方式及有无不良反应	5	未评估不良反应扣 5 分	
	14. 告知注意事项,评估患者雾化效果,指导有效排痰	5	未指导雾化吸入后正确排痰及拍背方式扣 5 分	
	15. 整理床单位,协助患者舒适体位	5	操作后未体现人文关怀扣 5 分	
操作后	16. 整理处理用物方法正确	5	未处理用物、未洗手扣 5 分	
	17. 洗手、记录			
评价	18. 操作轻柔稳重、安全准确	5	操作不熟练,解释不到位扣 5 分	
	19. 雾化效果,是否有效排痰	5	未达到雾化治疗效果扣 5 分	
理论提问	20. 雾化吸入注意事项	5	理论回答少一条扣 1 分	
	21. 雾化后如何有效促进排痰			
总分		100	得分	

（葛青华）

十九、留置导尿技术

案例

　　护士兰兰是××医院的新护士,毕业后分在该院在泌尿外科病房工作,至今已经工作一年多了,可以单独承担夜班工作了。最近每天的手术特别多,今天正好她值班,核对医嘱后准备为当日手术患者进行导尿。由于需要导尿患者比较多,再加上晨间护理工作繁忙,她看了下医嘱,准备好东西后直奔到30床患者床旁。此时患者术前需喝泻药,晚上睡眠不佳,现刚睡着。她完全没考虑到这些,直接"动作迅速"地把床帘拉了一半,不耐烦且很大声地对该患者说:"30床,我要给你导尿,快上厕所,把所有的裤子都脱掉,然后双腿叉开。"她不顾患者的睡眼惺忪,不顾患者的一脸疑惑,不顾患者紧张询问"要不要先小便、会不会痛"的问题,直接撕开导尿包戴上手套,不数棉球数量,直奔主题……过程中,由于紧张,再者未有护士的言语诱导安慰,患者默默流泪……

　　【思考】

　　(1)你觉得新护士兰兰在操作中存在哪些问题?

　　(2)如何在工作中规范自身的行为?

　　【分析】

　　1.主要存在的问题

　　●在操作流程方面

　　(1)操作前未对患者进行评估、未对患者做细致的解释取得患者的配合。

　　(2)操作前未遵循规范的查对制度进行双向核对。

（3）操作时未保护患者隐私。

● 在行为规范方面

（1）操作时未给患者创造一个安静、舒适的环境，给患者带来紧张、焦虑的情绪。

（2）服务态度生硬，整个操作过程中没有体现人文关怀。

2. 如何在工作中规范自身的行为

（1）科室要对护士进行有针对性的理论及操作技能培训，包括留置尿管操作的技巧及操作过程中易出现的问题及注意事项。

（2）科室要加强护士责任心教育，操作前要对患者进行细致的评估、解释，告知在操作中可能引起的不适并如何进行配合，让患者在放松的状态下配合操作，避免盲目的操作造成患者的恐惧和疼痛等不适。

（3）护士在操作过程中要充分体现人文关怀，特别要注意保护患者的隐私以及在各个操作中给予指导和心理疏导，最大程度缓解患者焦虑和恐惧的情绪。

· 目的 ·

泌尿系统的脏器手术前行导尿并留置，便于术后持续引流和冲洗，并可减轻手术切口的张力，有利于愈合。除此之外导尿的目的还包括：

（1）抢救危重、休克患者时，能正确记录尿量、比重，借以观察病情。

（2）盆腔脏器手术前，行导尿并留置导尿管，使膀胱空虚，有利手术并避免术中误伤膀胱。

（3）昏迷、尿失禁或会阴部有损伤者，留置导尿管，以保持会阴部清洁、干燥。

·操作流程及行为规范·

项　目	操　作　流　程	行　为　规　范
核对医嘱	责任护士了解患者病情,与办公班核对医嘱,确认无误	
评估	1. 查对,核对患者的住院号、姓名,向患者解释导尿的目的,取得配合 2. 评估膀胱充盈程度、局部情况等	关病房门,拉好床帘,请家属离开,双向核对后解释,"××床××患者,您好,因为您今天手术时间过长,为避免膀胱膨胀或小便不自主排出污染手术环境,现遵医嘱需要给您导尿,昨天给您术前宣教的时候说了今天早上不要排小便,现在让我看一下您的膀胱和会阴部的皮肤情况,好的,您的膀胱是充盈的,会阴部皮肤是完好的,我先去准备下用物。请您稍等。"(协助患者穿好裤子)
操作前准备	1. 护士准备:服装整洁、仪表端庄、六步洗手法洗手、戴口罩 2. 物品准备:清洁包(弯盘、镊子、碘伏棉球)、无菌导尿包(方盘1个、弯盘2个、镊子2把、持物钳1把、洞巾1块、碘伏棉球、润滑剂棉球、纱布、双腔气囊导尿管、集尿袋、无菌蒸馏水注射液20 ml、无菌手套1副)、一次性防水垫、大毛巾、橡皮筋、别针、胶布。根据需要备标本瓶 3. 环境准备:安静、整洁、光线充足、床帘遮挡	操作者自身准备、物品准备及环境准备符合要求,注意保护患者隐私
患者准备	1. 核对患者信息 2. 环境准备,请家属离开,关好门窗、拉好床帘,保护患者隐私 3. 取合适体位,顺序:松床尾→将一次性防水垫垫于臀部下方→屈膝仰卧位→脱去近侧裤腿盖于对侧腿上→指导患者双腿外展→盖大毛巾于近侧大腿上,暴露外阴,注意保暖	"××床××患者,您好!物品我已经准备好了,现在可以帮您插尿管吗?我现在需要帮您摆个体位,您配合我一下好吗?这个体位要坚持一会儿,您有什么不舒服及时告诉我。"

项 目	操 作 流 程	行 为 规 范
清洗外阴	1. 清洁包置于患者两腿之间，打开并整理，弯盘置于外阴处，打开碘伏棉球放入棉球杯内，棉球杯放于弯盘的外侧 2. 左手戴手套，右手持消毒镊夹棉球消毒，污染棉球置入弯盘内，由外向内、从左到右、自上而下擦拭，顺序为：阴阜（从左到右2次）-左侧大阴唇-右侧大阴唇-左手分开大阴唇固定-左侧小阴唇-右侧小阴唇-尿道口擦至肛门口，旋转消毒肛门口 3. 清洗完毕后用消毒镊夹棉球杯入弯盘内，并夹弯盘移至床尾外侧，消毒镊放入弯盘内，脱手套	再次双向核对后解释："××患者您好，我现在先为您清洗一下外阴部，消毒液有点儿凉，会有刺激感，请您放松。"
再次消毒	1. 患者仍保持屈膝卧位，将导尿包置于患者两腿之间，打开导尿包外层将包布上半幅置于患者臀下 2. 戴无菌手套，铺治疗巾（裹手保护避免被污染）、铺洞巾（与铺治疗巾相反手法）、合理摆放各用物 3. 检查导尿管质量、连接集尿袋、石蜡油润滑导尿管前端 4. 再次消毒：左手分开并固定小阴唇，暴露尿道口，右手持消毒镊夹取碘伏棉球进行消毒，消毒顺序：中、左、右、尿道口	再次解释，取得配合，"××患者，我需要再给您消毒一次，消毒液有点凉，请您配合一下。"
插管固定	1. 将弯盘置于患者的大腿间 2. 再次核对姓名 3. 右手换持物钳持尿管轻轻插入尿道，见尿后再插入2～3 cm；气囊内注水10～15 ml，轻拉导尿管、固定、脱手套 4. 尿袋悬挂于床沿下，别针固定于床单上，贴上尿管标签 5. 撤用物于治疗车下层，取出垫巾	"××患者，准备给您插尿管了，您不要紧张，哈哈气，马上就好。尿管已经插好了，没有什么不舒服吧？"

（续表）

项 目	操 作 流 程	行 为 规 范
整理宣教	1. 协助患者穿上裤子,并整理床单位,取舒适的卧位 2. 观察尿色、尿量并了解患者反应 3. 交代注意事项,拉开隔帘 4. 清理用物,洗手,查对并记录	操作完毕,协助整理衣被,调整舒适卧位,询问其需求。"××患者您好！尿管已经插好了,现在来帮您穿上裤子,您现在感觉怎么样啊？可能会有异物感,但请您不要拔出尿管,以免影响治疗。如果您有需要帮助的,请及时按铃,我也会随时来看您,谢谢您的配合。"

·注意事项·

（1）严格无菌操作,预防尿路感染。

（2）插尿管动作要轻柔,以免损伤尿道黏膜,若插入时有阻挡感可更换方向再插,见有尿液流出时再插入 2～3 cm,勿过深或过浅,禁忌反复抽动尿管。

（3）选择导尿管的粗细要适宜,对小儿或疑有尿道狭窄者,尿管宜细。

（4）对膀胱过度充盈者,导尿宜缓慢以免骤然减压引起出血或晕厥。

（5）测定残余尿时,嘱患者先自行排尿,然后导尿。残余尿量一般为 5～10 ml,如果超过 100 ml,应留置导尿。

（6）留置导尿时,应经常检查尿管固定情况,有无脱出,每周更换尿管一次。

附：留置导尿术考核标准（参考）

项目	考核操作要点	标准分	评分细则	扣分说明
仪表	1. 仪表端庄、服装整洁	5	衣帽不整齐,戴首饰,未穿护士鞋,浓妆艳抹,发现一处扣 1 分	

项目	考核操作要点	标准分	评分细则	扣分说明
用物准备	2. 一次性导尿包、垫巾	5	用物准备不全、未检查有效期扣5分	
患者准备	3. 核对、解释	5	不了解患者病情、未核对、未解释取得患者配合扣5分	
	4. 遮挡、垫巾、体位、脱裤、保暖	5	未保护患者隐私扣5分	
初步消毒	5. 消毒手法（左手戴手套）	5	左手未固定扣5分	
	6. 消毒顺序（由外到内）	5	未由外到内扣5分	
	7. 遵循无菌原则（一个棉球消毒一次）	5	少消毒一次扣1分，没有遵循无菌原则扣5分	
开包	8. 双腿之间打开导尿包	5	未在双腿之间打开扣5分	
	9. 戴手套	5	未及时戴手套扣5分	
	10. 铺洞巾（排列用物）	5	铺洞巾手法不正确扣5分	
	11. 润滑导尿管	5	润滑尿管操作手法不正确扣5分	
再次消毒插管	12. 固定手位置	5	手未固定不动扣5分	
	13. 消毒操作顺序	10	消毒顺序不对扣10分	
	14. 插管，见尿后再进入2～3 cm	5	见尿后未再进入扣5分	
固定	15. 气囊内注入10～15 ml无菌蒸馏水	5	未注入无菌蒸馏水、轻拉尿管扣5分	
	16. 轻拉尿管，确保固定稳妥			
操作后	17. 整理处理用物固定尿管方法正确	5	未处理用物扣5分	
	18. 洗手记录	5	未洗手扣5分	
评价	19. 操作轻柔稳重、安全准确、沟通得体	5	动作粗暴、言语不清晰扣5分	

（续表）

项目	考核操作要点	标准分	评 分 细 则	扣分说明
理论提问	20. 导尿的注意事项	5	理论回答少一条扣 1 分	
总分		100	得分	

（李　冬）

二十、密闭式膀胱冲洗技术

案 例

护士小王刚到科室工作半年多，平时勤学好问，做事勤快，每天早晨都跟随医生查房，及时了解患者的病情，及时发现问题，及时解决问题。这天早上，护士小王像往常一样交完班后，跟随医生查房，发现2床老太太的尿管出现了絮状物，于是立即告知医生，医生观察了尿管，发现患者尿色深，并有絮状物，于是对小王护士说，等会给老太太开袋生理盐水冲一冲。查完房，未等医生下达书面医嘱，小王就拿了袋生理盐水准备给老太太进行膀胱冲洗，恰好此时护士长查房，看到床尾挂着袋无标识的生理盐水，就问小王护士，这袋液体是干什么的？小王护士说是给老太太膀胱冲洗的，护士长随即把小王护士叫到了办公室，对小王护士进行了批评教育，小王护士听了护士长的教导，吓得一身冷汗，还好护士长及时纠正了错误，才不至于发生安全隐患。

【思考】

（1）你觉得护士小王在操作中存在哪些问题？

（2）如何在工作中规范自身的行为？

【分析】

1. 主要存在的问题

（1）在医生未开医嘱的情况下执行医嘱，违反了医嘱执行规范。

（2）操作前未评估患者，未向患者解释操作的目的和注意事项。

（3）膀胱冲洗液上未贴非静脉途径的专用标签。

（4）操作时未携带膀胱冲洗的标志牌挂于输液架上，作为区别于静脉通路的警示标记。

2. 如何在工作中规范自身的行为

(1) 作为科室要加强新入职护士的安全教育,严格遵守医嘱执行规范,除在紧急抢救患者时方可执行口头医嘱,否则护士必须在医生开具医嘱后规范执行医嘱。

(2) 操作前护理人员需要为患者及家属详细阐述膀胱冲洗的作用、目的及意义,告知患者膀胱冲洗的有效性以及安全性,解除患者恐惧和紧张的情绪,配合治疗。

(3) 操作过程中严格遵守操作规范,保障膀胱冲洗的有效性及安全性。

· 目的 ·

(1) 清洁膀胱:留置导尿管者,通过冲洗、稀释尿液以达到清除膀胱内的一些血凝块、黏液、细菌等异物,预防膀胱感染的目的。

(2) 使尿液引流通畅,预防尿管堵塞。

(3) 治疗某些膀胱疾病,如膀胱炎,膀胱肿瘤等。

· 操作流程及行为规范 ·

项　　目	操 作 流 程	行 为 规 范
核对医嘱	护士了解病情,执行单和医嘱单进行二人核对,确认无误	
评估解释	1. 评估患者年龄、病情、意识状态及合作程度 2. 评估患者留置尿管情况、尿液的颜色、性状 3. 向患者和家属解释操作的目的、注意事项和配合要点	双向核对后解释"××床××患者,您好,因您病情需要,您的尿管可能要留置2周左右,为了防止尿路感染,遵医嘱需要给您行膀胱冲洗每日二次,我先检查一下您的尿管,请您配合一下好吗?"(请家属离开病房,拉好床帘,检查尿管是否在位,观察尿液的颜色、性状,询问是否有憋尿感,是否有尿频、尿急、尿痛的感觉)

（续表）

项　目	操　作　流　程	行　为　规　范
操作准备	1. 护士准备：服装整洁、六步洗手法洗手、戴口罩 2. 用物准备：治疗盘：弯盘、安尔碘、安尔碘棉球（查看有效期、量足）；按医嘱备膀胱冲洗液、非静脉途径标签写上患者床号、姓名、住院号、冲洗液名称、浓度及冲洗量经二人核对后贴于膀胱冲洗液上；棉签输液器、一次性钢针（查看有效期和外包装袋）、止血钳、膀胱冲洗牌、一次性中单 3. 环境准备：安静整洁，床帘遮挡保护好患者隐私	操作者自身准备、物品准备及环境准备符合要求
操作过程	1. 携用物至床旁，核对患者信息；关闭门窗、拉上隔帘 2. 协助患者取合适体位 3. 备好胶布、戴手套 4. 再次核对溶液并常规消毒后挂于输液架上，距床面约 60 cm。悬挂膀胱冲洗牌 5. 检查打开输液器，插入瓶口排气备用 6. 排空膀胱，夹闭排尿引流管 7. 戴无菌手套，消毒导尿管，再次核对冲洗液及患者信息后将输液器头皮针插入尿管引流侧末端，用胶布固定，打开调节阀，根据医嘱调节冲洗速度，开始膀胱冲洗 8. 观察冲洗液的颜色和浑浊度，询问患者的反应	双向核对后解释。"××床××患者，您好，现在需要给您行膀胱冲洗了，请您放松，不要紧张。在治疗过程中有什么不适，请及时告诉我。（治疗过程中注意保护患者的隐私。）您现在感觉怎么样呢？膀胱冲洗的速度我已为您调节好，请不要随意调节。如果小腹有胀痛或不舒服，请及时告诉我。"（治疗过程中注意观察患者的表情，询问患者的感受）
撤管 整理解释	1. 冲洗完毕，夹闭调节阀，拔出头皮针，松开止血钳，观察尿管引流通畅 2. 交代注意事项，拉开隔帘 3. 整理用物，洗手，在护理记录单上准确记录冲洗液量和排出量	"××床××患者，膀胱冲洗已经做完了，您现在感觉怎么样？请您不要擅自拔出尿管，以免影响治疗。平时您要多饮水，以产生足够的尿量，可以自行冲洗膀胱预防感染。感谢您的配合！您有什么需要帮助请及时按呼叫器，我会及时过来看您的。"

·注意事项·

（1）严格执行无菌操作，防止医源性感染。

（2）冲洗时如患者感觉不适，应减缓冲洗速度及量，必要时停止冲洗，密切观察，若患者感觉到剧痛或引流液中有鲜血，应停止冲洗，立即通知医生处理。

（3）冲洗时，冲洗液液面距床面 60 cm，以便产生一定压力，利于液体流入，冲洗速度根据流出液的颜色调节，一般为 60～80 滴/分，滴入液量 200～300 ml/次，出量应多于入量。如果滴入药液，须在膀胱内保留 15～30 min 后再引流出体外，或根据需要延长保留时间。

（4）寒冷气候，冲洗液应加温到 38～40℃左右（如为前列腺肥大摘除术后患者选用 4℃左右的生理盐水灌洗），以防寒冷刺激膀胱，引起膀胱痉挛。

附：密闭式膀胱冲洗护理考核标准（参考）

项目	考核操作要点	标准分	评 分 细 则	扣分说明
素质要求	1. 仪表端庄、服装整洁	3	不符合要求项目各扣 1 分	
操作前准备	2. 正确核对医嘱	3	未核对医嘱扣 3 分	
	3. 备齐各项用物	3	准备用物不全 1 项扣 1 分	
	4. 环境：安静整洁、床旁桌上无杂物、便于操作，保护患者隐私	3	环境杂乱，未拉好隔帘扣 3 分	
评估	5. 核对床号、姓名	2	核对不全扣 2 分	
	6. 重点评估患者尿液的性状、有无尿频、尿急、尿痛、膀胱憋尿感，是否排尽尿液及尿管通常情况	3	未评估尿液及尿管在位情况扣 3 分	
	7. 向患者解释操作方法、目的、告知患者配合事项	3	解释不全，缺一项扣 1 分	

（续表）

项目	考核操作要点	标准分	评 分 细 则	扣分说明
操作过程	8. 携用物至床旁,核对医嘱,洗手戴口罩	6	用物准备不全,缺一项扣1分 未核对医嘱扣3分,未洗手戴口罩扣1分	
	9. 协助患者取正确体位,向患者解释,取得配合	6	体位不舒适扣3分,未与患者沟通扣3分	
	10. 备胶布、洗手戴手套	4	每项不符合要求扣2分	
	11. 核对检查冲洗液,消毒瓶口,挂于输液架上	6	无非静脉途径贴2分,瓶口未消毒扣2分	
	12. 检查打开输液器,插入瓶口排气备用,排空膀胱,夹闭排尿引流管	4	无膀胱冲洗牌扣2分 排气不符合要求扣1分,未夹闭排尿引流管扣1分	
	13. 戴无菌手套,消毒导尿管,将输液器头皮针插入尿管的引流侧末端,用胶布固定,打开调节阀,根据医嘱调节冲洗速度,开始膀胱冲洗	15	无菌手套不规范扣3分,导尿管消毒不规范扣3分,针头固定不牢扣3分,针头插入方式欠妥扣1分,滴速不符合要求扣5分	
	14. 在冲洗过程中,观察患者的反应及冲洗液的量及颜色。评估冲洗液入量及出量,膀胱有无憋尿感	6	观察不全扣3分,评估不全扣3分	
	15. 冲洗完毕,夹闭调节阀,拔出头皮针,松开止血钳,观察尿管引流通畅	10	每项不符合要求各扣2分	
	16. 脱手套,洗手、记录	4	未脱手套扣2分,未洗手记录扣2分	
	17. 给患者取舒适体位,整理床单位	3	体位不舒适扣2分,未整理床单位扣1分	
	18. 安慰患者、告知其注意事项	4	未安慰患者扣2分,未告知注意事项扣2分	
	19. 整理用物,操作完毕	2	未整理用物扣2分	

（续表）

项目	考核操作要点	标准分	评 分 细 则	扣分说明
理论提问	20. 膀胱冲洗的注意事项	10	视回答酌情扣分	
总分		100	得分	

（顾春红）

二十一、大量不保留灌肠技术

案 例

护士小林是一名已在医院注册的聘用制新护士，是普外科4～6床房间的责任护士。当天新收一位5床，是一位肠癌伴不全梗阻患者，准备于第二天进行手术治疗，当天晚手术医生下达医嘱为5床患者进行大量不保留灌肠。小林在接到医嘱后，在换药室进行用物准备，携带用物至床旁，告知患者灌肠，未润滑肛管就插入。当患者主诉插入疼痛时，却被告知为正常现象，灌肠液高度摆放调整数次才使灌肠液顺利畅通地进入肠道。随后小林告知家属在床边看守，自己则去忙病房其他事情，至灌肠结束，从未进行相关的任何宣教。家属认为小林责任心不强，在护士站发生了争执……

【思考】

（1）你觉得新护士小林在操作中存在哪些问题？

（2）如何在工作中规范自身的行为？

【分析】

1. 主要存在的问题

● 在操作流程方面

（1）在操作前未评估患者病情、配合程度及未做好相应解释，交代相应注意事项。

（2）对不保留灌肠技术操作不熟练，肛管未润滑造成患者疼痛。

（3）缺乏责任心，在灌肠的过程中需严密观察患者的病情，不应离开患者床旁直至灌肠结束。

● 在行为规范方面

（1）在操作过程中未能做好细致的解释，消除患者恐惧紧张情绪，缓解疼痛感。

（2）操作结束后，未交代任何注意事项，造成患者家属对护士工作的不满。

2. 如何在工作中规范自身的行为

（1）科室加强年轻护士的责任心教育，严格遵守操作规程，保证患者安全。

（2）科室加强新入职护士的技能培训，熟练掌握本科室的常见操作，特别要掌握灌肠操作中能减轻患者痛苦的关键点及技巧。

（3）在操作过程中要融入人文主义关怀，加强与患者的沟通，交代操作的注意事项，关注患者的感受，并给予积极的回应，最大程度地减轻操作给患者带来的痛苦。

·目的·

本案例的大量不保留灌肠的目的：清洁肠道，为肠道手术做准备。除此之外，大量不保留灌肠的目的还包括：

（1）帮助患者软化粪便、解决便秘、肠胀气。

（2）清洁肠道，为检查或分娩做准备。

（3）稀释并清洁肠道内的有毒物质，减轻中毒。

（4）灌入低温度液体，为高热患者降温。

·操作流程及行为规范·

项　目	操　作　流　程	行　为　规　范
核对医嘱	责任护士了解病情，核对医嘱，确认无误	

（续表）

项 目	操 作 流 程	行 为 规 范
解释评估	1. 评估患者年龄、病情、诊断、意识、排便情况、局部手术史及合作程度，观察肛周皮肤的完整性（有无痔疮、肛裂） 2. 了解患者有无灌肠的禁忌证 3. 向患者和家属解释灌肠的目的、方法、注意事项和配合要点 4. 选择合适的时间灌肠，避开吃饭和探视时间	必要时携屏风至病房，关门，解释后请家属离开，核对床位卡进行双向核对后解释"您叫什么名字（核对腕带信息），因为明天您要手术了，为了防止术后腹胀的发生，遵医嘱今晚需要给您灌一次肠，希望您配合一下。您现在有什么不舒服吗？以前肛门的地方有没有做过手术，我去准备一下用物，您稍等。"
操作前准备	1. 护士准备：仪表端庄、服装整洁、六步洗手法洗手、戴口罩 2. 物品准备：治疗车上层：治疗盘、一次性灌肠袋（内有手套、纸巾、皂液）、弯盘、液体石蜡纱布、水温计、1000 ml 量杯、5 ml 空针、治疗单（根据医嘱配备溶液配置所需物品）；治疗车下层：尿布、便器、便器巾。按医嘱配置溶液，温度为 39～41℃ 3. 环境准备：宽敞、明亮、隔帘遮挡	操作者自身准备、物品准备及环境准备符合要求、注意保护患者隐私
患者准备	1. 核对患者床号、姓名，解释操作的目的，嘱患者排尿。关闭门窗，请家属离开，拉上隔帘 2. 协助患者取左侧卧位，脱裤暴露臀部，臀下垫一次性尿垫	核对后解释："××床××患者，您好！现在需要给您灌肠，请您放松，配合一下。在灌肠途中有什么不适请及时告知我。（治疗过程中注意保护患者隐私）请向左侧躺着，先给您垫尿垫。"
插管灌肠	1. 取输液架，调节输液架高度（液面距肛门 40～60 cm），取灌肠袋，关开关，将灌肠袋挂于输液架上，倒溶液于灌肠袋内，弯盘置于臀边 2. 戴手套，石蜡油倒于纸巾上，润滑肛管前端，排尽空气，夹管 3. 核对，左手分开肛门，嘱患者深呼吸，右手将肛管轻轻插入直肠 7～10 cm，固定肛管 4. 松开关，观察液面下降情况，询问患者反应	再次双向核对，说明灌肠中的注意事项，取得患者配合。"××患者，现在给您灌肠了，请您深呼吸，用鼻子慢慢吸气，嘴巴慢慢吐气，多做几次就不难受了。"灌肠过程中注意观察患者表情，询问患者感受，如患者有明显的便意，继续指导做深呼吸并降低灌肠袋的高度；如患者有心慌、气急等不适，指导平卧，暂停灌肠

（续表）

项　目	操　作　流　程	行　为　规　范
拔管整理	1. 灌肠液剩余 50 ml 时,关闭开关,左手持卫生纸摁住肛门,右手缓慢拔出肛管(嘱患者深呼吸),用卫生纸包裹肛管,擦拭肛门,脱手套包住肛管连同灌肠袋一起放在弯盘内,治疗巾包裹弯盘等用物放在治疗车下层 2. 协助患者平卧,嘱其保留 5～10 分钟后再排便,撤尿垫,整理床单位,将呼叫器放置在枕边 3. 撤输液架,拉开隔帘,开窗通风 4. 处理用物,洗手,处理医嘱,记录	"××床××患者,灌肠灌好了,您再深呼吸一下(拔出肛管),请您平卧,保留 5～10 分钟后再去排便,您现在有什么不适吗? 您请好好休息吧。有什么需要帮助请及时按铃,我会及时过来看您的。"(操作完毕,协助整理衣被,调整卧位,询问其需求)

·注意事项·

（1）妊娠、急腹症等患者不宜灌肠。

（2）灌肠过程中发现患者脉速、面色苍白、出冷汗、剧烈腹痛、心慌等,应立即停止灌肠,并报告医生。

（3）保留灌肠时,肛管宜细,插入宜深,速度宜慢,量宜少,防止气体进入肠道。

附：大量不保留灌肠护理考核标准(参考)

项目	考核操作要点	标准分	评　分　细　则	扣分说明
仪表	1. 仪表端庄、服装整洁	5	衣帽不整齐、戴首饰,未穿护士鞋,浓妆艳抹,发现一处扣 1 分	
评估	2. 患者病情、意识状态、合作程度,解释取得患者合作	5	不了解患者病情、未交流、解释取得合作扣 5 分	
	3. 评估肛周皮肤及黏膜情况	5	评估不准确扣 5 分	

（续表）

项目	考核操作要点	标准分	评分细则	扣分说明
操作前	4. 洗手、戴口罩	5	未洗手、戴口罩扣5分	
	5. 物品准备齐全	5	用物不齐,缺一项扣5分	
	6. 配置溶液浓度准确与温度适当	5	配置溶液浓度错误与温度不适当扣5分	
操作中	7. 核对正确、解释得体	5	未核对医嘱扣5分	
	8. 协助患者取合适体位	5	未协助患者摆放体位扣5分	
	9. 灌肠桶高度按要求正确挂置	5	位置不对扣5分	
	10. 肛管插入方法正确,深度合适	5	插入不正确及深度不合适扣5分	
	11. 无导管漏液	5	有导管漏液扣5分	
	12. 能正确处理溶液流入受阻现象	5	未能处理受阻情况扣5分	
	13. 拔管时方法正确,脱手套	5	拔管不正确扣5分	
	14. 恰当解释并妥善安置患者	5	未解释安置扣5分	
	15. 操作后核对。观察患者情况	5	未核对,并且观察扣5分	
操作后	16. 整理处理用物方法正确	5	未处理用物扣5分	
	17. 洗手记录	5	未洗手扣5分	
评价	18. 操作轻柔稳重、安全准确	5	动作粗暴、不准确扣5分	
	19. 患者衣裤清洁	5	衣裤不干净扣5分	
理论提问	20. 大量不保留灌肠目的及注意事项	5	理论回答少一条扣1分	
总分		100	得分	

（黄　歆）

二十二、有效咳嗽、排痰技术

案 例

　　护士小李在实习结束后就一直在骨科病房工作,工作至今已经5个多月。由于骨科病房老年患者收治较多,而老年骨折患者围手术期卧床时间较长,痰液排出困难时极容易带来肺部感染等并发症,后果严重,所以对于老年患者来说能够有效咳嗽、及时排痰至关重要。这天,护士小李来到病房为患者做基础护理时,突然发现2床老太太在咳嗽,小李听到咳嗽声想着老太太可能需要排痰,所以立即跑到老太太面前,二话不说,把老太太拉起来,用力拍打老太太的背部,边拍边说"阿婆,你用力咳嗽……"老太太一下子被拉了起来,吓了一跳,同时因为拉起时候牵扯到了腿部的伤口,立马痛地哇哇叫"小姑娘,你轻点呀。"家属看到老太太痛了,立马过来从小李手中放下老太太,并且训斥了小李,说她做事没轻没重的,护士小李感到很委屈。

【思考】

（1）你觉得新护士小李在操作中存在哪些问题?

（2）如何在工作中规范自身的行为?

【分析】

1. 主要存在的问题

● 在操作流程方面

（1）护士在操作前未评估患者的病情,在拍背排痰时未能保护患者腿部的伤口,造成患者的疼痛和不适。

（2）护士在操作动作较粗暴,未能采用规范的方法指导和协助患者有效咳嗽、排痰以提高有效排痰的满意率。

● 在行为规范方面

（1）给予患者拍背排痰前未向患者及家属做好细致的解释工作，取得患者的配合。

（2）在整个操作中未能体现人文主义关怀，未能让患者放松的状态下配合操作，给患者造成紧张及不满的情绪。

2. 如何在工作中规范自身的行为

（1）作为科室要加强新入职护士的技能培训并督促在临床实践中严格遵守操作规程，保证患者安全及提高操作的满意度。

（2）要加强新入职护士的人文主义教育，操作中要处处体现对患者的关怀，给予患者排痰前向患者及家属做好解释工作。包括目的、方法和可能带来的不适，使患者和家属对整个排痰过程了解并对可能带来的不适有思想准备。

（3）护士需提升业务知识，特别是在临床实践和理论知识的结合中提升业务水平能力，不断总结经验，更好有效地解决患者的临床问题，帮助患者早日康复，真正提高护理质量。

·目的·

（1）有助于气道远端分泌物排出，增加肺部通气量，保持呼吸道通畅。

（2）促进肺部黏痰松动，预防肺不张，肺部炎症的发生。

·操作流程及行为规范·

项 目	操 作 流 程	行 为 规 范
评 估	1. 评估患者病情、意识、生命体征及合作程度 2. 评估患者的痰液量、性质 3. 评估患者咳嗽是否有效，痰液是否容易咳出 4. 听诊肺部呼吸音，确定痰液明显区域 5. 解释并告知患者，了解需求（如厕等）	携听诊器至患者病床，双向核对后解释。"××床××患者，您好！您现在痰多吗？咳一下痰给我看一下好吗？我再听一下您肺部的情况，通过刚才对您肺部及咳嗽能力等评估，您的痰液较多，需要为您叩背等帮助排痰，以清除呼吸道分泌物。我去准备一下用物，请您稍等。"

（续表）

项　目		操 作 流 程	行 为 规 范
操作前准备		1. 护士准备：服装整洁，六步洗手法洗手、戴口罩 2. 用物准备：一次性治疗巾、痰杯 3. 环境准备：整洁安静、注意保护患者隐私	操作者自身准备、物品准备及环境准备符合要求
操作方法	协助侧卧	1. 关闭门窗，拉好隔帘 2. 移动枕头至操作者侧 3. 患者双上肢交叉放于胸前，双膝夹枕头将患者翻至侧卧位	携用物至床旁，双向核对后解释"××床××患者，您好，我现在来帮助您把痰咳出来，您需要侧身睡，我来帮您。这样的体位有什么不适，需要的话我再进行调整。"
	协助患者咳痰	1. 一次性治疗巾垫于胸前 2. 叩腋前线至腋后线之间的肺区（叩诊时将五指并拢呈空杯状，利用腕力，从肺底自下而上、由外向内，快速有节奏地叩击背部） 3. 指导患者做有效咳嗽，递与纸巾，并用纸巾包裹痰液，注意观察呼吸情况，痰液量、性质，必要时送检 4. 协助患者漱口，清洁患者面部 5. 听诊评估咳嗽效果	"我先帮您叩一下背，帮助您肺部的痰液排出，您配合一下。现在请您缓慢深呼吸数次，深吸气后屏气数秒，然后进行2～3声短促有力的咳嗽，缩唇将余气尽量呼出，好的，再做2～3次，将痰液咳出。请问有好些吗？有没有什么不适？"（指导患者正确的深呼吸动作和有效咳嗽）
	协助体位引流	1. 安置顺位排痰体位 2. 一次性治疗巾垫于胸前 3. 密切观察病情变化 4. 引流时间为餐前或睡前，每次引流10～20分钟 5. 引流完毕协助漱口，清洁口周	"××床××患者，我要通过改变您的体位来引流痰液，如果体位改变，您有什么不舒适的情况及时告诉我，好吗？"（病侧处于高位，引流支气管开口朝下，观察引流物性状）
整理解释观察		1. 整理床单位，取舒适体位 2. 告知患者下次引流时间 3. 洗手、脱口罩，准确记录，特殊情况进行交接班	"××床××患者，您好！时间到了，我帮您调整一下体位，您有什么不舒服吗？您如果有什么需要帮助的，请及时按呼叫器，我也会随时来看您，谢谢您的配合。"

·注意事项·

（1）注意保护胸、腹部伤口。

（2）根据患者一般情况及耐受能力，合理选择叩击方式、时间和频率。

（3）操作过程中密切观察患者意识及生命体征变化。

（4）引流的顺序为先上叶，后下叶；若有二个以上炎性部位，应引流痰液较多的部位。

附：有效咳嗽、排痰护理考核标准（参考）

项目	考核操作要点	标准分	评分细则	扣分说明
素质要求	1. 仪表端庄、服装整洁	5	衣帽不整齐，戴首饰，未穿护士鞋，浓妆艳抹，发现一处扣1分	
操作前	2. 评估了解患者病情、意识状态、生命体征及痰液情况	5	不了解患者病情，评估不准确扣5分	
	3. 备齐用物，洗手、戴口罩	5	未洗手、戴口罩扣1分，用物不齐，缺一项扣1分	
	4. 关闭门窗，置屏风或隔帘，嘱家属及陪客离开病室	5	环境准备不全，缺一项扣1分，未与家属沟通扣2分	
操作中	5. 核对床号、姓名	5	未核对或核对不全扣5分	
	6. 解释操作目的及方法，以取得患者配合	5	未与患者沟通解释扣5分	
	7. 明确病变部位	5	病变部位不明确扣5分	
	8. 教会患者做深呼吸和有效咳嗽	5	深呼吸及有效咳嗽不准确扣5分	
	9. 协助叩背，必要时雾化吸入	5	叩背方式不准确扣5分	
	10. 安置顺位排痰体位（患侧处于高位，引流支气管开口向下）	5	体位安置不准确扣5分	
	11. 鼓励患者适当咳嗽	5	未告知患者适当咳嗽扣5分	

（续表）

项目	考核操作要点	标准分	评分细则	扣分说明
操作中	12. 密切观察患者病情变化：观察有无咯血、发绀、呼吸困难、大汗、心悸、疲劳等情况	5	病情观察不全,缺一项扣1分,总分5分	
	13. 引流时间为餐前或睡前,每次10~20分钟	5	引流时间不准确扣5分	
	14. 引流完毕协助患者漱口、擦净口周痰液	5	未协助漱口扣3分,未清洁口周痰液扣2分	
	15. 遵医嘱及时留取痰标本	5	痰标本留取不标准扣5分	
	16. 妥善安置患者、体位舒适	5	未协助取舒适体位扣5分	
	17. 记录体位引流时间、痰量、性状、颜色、生命体征	5	体位引流记录缺一项扣1分	
操作后	18. 洗手、脱口罩,处理用物方法正确	5	未处理用物、未洗手扣5分	
理论	19. 体位引流的方法	10	理论回答少一条扣1分,总分10分	
	20. 体位引流注意事项			
总分		100	得分	

（顾春红）

二十三、痰标本采集

案例

护士小赵在××医院的急诊留观病房工作，至今已经工作两年了，目前她也作为责任护士，参与分管患者。2床，王某，女，45岁，家政服务人员，文化水平不高，因不明原因高热来我院就诊。医嘱要求第二天晨起给予痰标本采集与培养。当日傍晚护士小赵将痰标本收集瓶给予该患者，要求该患者第二天晨起留取痰标本。由于快要下班，小赵一人急匆匆地核对了医嘱，打印出痰标本的条形码，也没多看，便随手拿起一个标本瓶贴了上去，直接来到患者床旁，语速非常快地说道："王某是吧？这个标本瓶自己收好，明天早上起来把痰吐进去就行了，到时候有人会问你要的，别忘了啊！"由于语速太快，加之王某是首次就诊，学习能力较低，并不能很明白护士的意思。王某尴尬地看了看手上的标本瓶，想打开看看。隔壁床的患者便说道："你这个还是别打开了，上次我的管床护士和我说这是无菌的，只有留痰的时候再打开。那个护士既然要你明天早上吐到里头，你到时候就随便吐口痰吧！"于是王某听从了隔壁床患者的建议，继续休息。

第二天晨起，王某忘记留痰标本一事，洗漱完毕后吃起了早饭。刚吃没几口，看护士进来收取标本，这才想起来。可是此时并没有痰，但是又怕被护士责骂，于是吐了唾液进去，唾液里面还夹杂着早饭。之后标本被退了回来，原因是：标本留取错误，不是痰，而是口水混杂食物残渣。

【思考】

（1）你觉得新护士小赵在操作中存在哪些问题？

（2）如何在工作中规范自身的行为？

【分析】

1. 主要存在的问题

● 在操作流程方面

（1）护士违反正确落实医嘱查对制度及标本采集制度。

（2）护士未做到"三查十对"及标本的正确留取方式、方法、时间。

（3）未落实交接班制度，护士对于需要下一班完成的治疗，未进行交接班。

● 在行为规范方面

（1）操作前未能向患者和家属解释留取痰标本的目的和重要性，未能细致讲解正确留取痰标本的方法和注意事项。

（2）操作前未能准确评估患者对宣教的接受程度，导致患者标本留取方法不正确，影响患者治疗。

2. 如何在工作中规范自身的行为

（1）护士严格落实医嘱查对制度，不能因任何原因导致医嘱查对不规范，造成差错事故的发生。

（2）认真学习各项操作规范，熟练掌握各项操作流程，规范自身行为，提升专业技能。

（3）作为责任护士，要正确评估患者的理解及接受能力，在指导患者进行标本采集时采取正确的教育方式，注意语速、语调。

（4）护士应该严格执行标本转运交接流程，对于患者留取的标本，应查对后再进行转运。

（5）掌握专业护理知识，临床正确执行，细微地临床观察，确保患者治疗及护理顺利实施。

· 目的 ·

采集痰标本的目的是检查痰内细胞、细菌、寄生虫等，通过留取患者咳出痰液做涂片、镜检和培养，以协助诊断呼吸系统疾病。

·操作流程及行为规范·

项 目	操 作 流 程	行 为 规 范
核对医嘱	操作者转抄执行单与医嘱单、打印条形码，经办公班两人核对，明确检查项目，粘贴条形码于容器上，确认无误	
评估	1. 评估患者年龄、病情、合作程度及排痰情况 2. 评估患者口腔黏膜及咽部情况，如口腔有无溃疡、咽部有无红肿 3. 评估患者痰液的颜色、量、性状等	携手电筒及一次性压舌板至患者床旁，双向核对后解释。"××床××患者，您好，因病情需要，遵医嘱留取您的痰标本进行化验，让我看一下您的口腔和喉咙的情况可以吗？请张开嘴，发出'啊'的声音。"（借助手电筒和压舌板观察口腔黏膜）"谢谢您的配合，我去准备一下用物，请您稍等。"
操作准备	1. 护士准备：服装整洁、六步洗手法洗手、戴口罩和手套 2. 物品准备：治疗盘、弯盘、清洁纱布2块、痰标本盒（无破损，再次核对条形码信息和执行单信息一致） 3. 环境准备：安静、整洁、光线充足	操作者自身准备、物品准备及环境准备符合要求
留取标本	1. 携用物至病房，核对患者身份，协助患者取合适体位 2. 协助患者按要求排痰：协助患者头偏向一侧，铺治疗巾，指导患者漱口，拍背，水吐在弯盘中，轻轻用纱布擦拭口唇，指导患者深吸气后咳出第一口痰在痰标本盒内（为人工辅助呼吸者吸痰时，需戴无菌手套，将痰液收集器连接在负压吸引器上，正确留取标本） 3. 再次核对条形码信息和患者信息是否相符，观察痰液性状、量 4. 注明标本留取时间，按要求及时送检	双向核对后解释。"××床××患者，您好，我现在来帮您一起留取痰标本，请您深吸一口气，用力咳嗽一下，把痰吐在标本盒内，勿将唾液、漱口水、鼻涕等混入痰中，非常好，谢谢您的配合！标本已经帮您留好了，结果出来我会及时告诉您的。现在您先好好休息，我去处理用物，您有什么需要按铃喊我，我也会经常来看您的。"
整理	1. 标本扫描后及时送检、处理用物 2. 洗手、脱口罩，医嘱本上签名签时间	

·注意事项·

（1）采集标本以清晨为佳，为减少口腔正常菌群污染标本，采集前应充分漱口。

（2）取痰标本应是深部的痰液而不是唾液，否则会影响检查结果。

（3）作结核分枝杆菌检查，痰量要多或留取 24 小时痰液。

（4）对一些特殊患者可采用支气管镜采集法及气管切开或者插管取痰。

附：痰标本留取考核标准（参考）

项目	考核操作要点	标准分	评 分 细 则	扣分说明
核对医嘱	1. 医嘱与条形码二人核对，正确选择标本容器、核对无误	10	医嘱核对不规范扣 5 分，标本容器选择错误扣 5 分	
评估解释	2. 询问、了解患者身体状况，向患者解释操作目的，取得配合	5	未进行身体状况评估扣 2 分，解释目的不全面扣 3 分	
	3. 观察患者口腔黏膜有无异常和咽部情况	5	未观察咽部情况扣 3 分，漏观察扣 5 分	
操作前	4. 护士准备：洗手、戴口罩、必要时戴手套	3	洗手操作不规范扣 3 分，口罩戴不规范扣 2 分	
	5. 备齐用物	3	用物准备缺 1 项扣 1 分	
	6. 环境安静整洁	3	环境杂乱扣 3 分	
操作中	7. 核对医嘱，做好准备	10	未正确处理医嘱扣 10 分	
	8. 指导或者帮助患者按要求排痰	30	未指导患者正确排痰的方法扣 30 分；排痰方式不正确扣 10 分	
	9. 为人工辅助呼吸者吸痰时，要戴无菌手套，将痰液收集器连接在负压吸引器上，正确留取标本	10	违反无菌原则扣 5 分，未正确连接管路扣 5 分	
	10. 注明标本留取时间，并按要求及时送检	10	未注明标本留取时间扣 5 分，未及时正确送检扣 5 分	

（续表）

项目	考核操作要点	标准分	评 分 细 则	扣分说明
患者指导	11. 告知患者检查目的、采集方法、采集时间	5	未告知检查目的扣2分，采集方法错误扣5分，未注明采集时间扣5分	
	12. 指导患者正确留取痰标本	5	留取标本方法错误扣5分	
	13. 告知患者勿将唾液、漱口水、鼻涕等混入痰中	5	未及时告知采集过程中的关键点扣5分	
理论提问	14. 痰标本采集方法	5	根据回答酌情扣分	
	15. 痰标本采集注意事项			
总分		100	得分	

（冯　霞）

二十四、心电图操作技术

案 例

刘女士,60 岁,主诉"胸闷 5 天,加重 5 小时"由门诊收入心内科。入科半小时后,患者出现胸闷、气急,责任护士小朱遵医嘱给患者做心电图。由于今日出入院患者较多,小朱感觉很烦躁,在给刘女士做心电图核对患者信息时,语气中透露着不耐烦,且暴露前胸操作部位时,未关门窗、拉床帘。刘女士向她提出建议后,小朱却说道:"这病房现在就你一个患者,又没有其他人来,没事的!"刘女士感觉自己隐私受到侵犯,就和小朱理论,小朱不耐烦地说:"现在正忙着,没工夫和你吵,你等着,我去找其他人给你做心电图。"

【思考】

(1) 你觉得小朱护士在操作中存在哪些问题?

(2) 如何在工作中规范自己的行为?

【分析】

1. 主要存在的问题

● 在操作流程方面

(1) 操作前未能和患者做好细致的解释工作,取得患者的配合。

(2) 未能使患者在放松、配合的状态下进行检查,可能影响检查结果。

(3) 爱伤观念不强,操作中未能保护好患者的隐私。

● 在行为规范方面

(1) 在操作前未能做好心理护理,安抚好患者,最大限度地减轻患者焦虑紧张的情绪。

（2）态度生硬，整个操作过程中没有体现人文关怀，缺乏耐心。

2. 如何在工作中规范自身的行为

（1）及时评估患者病情并汇报责任医生，做好患者及家属健康宣教和心理安抚工作，尽量让患者在放松的状态下接受检查。

（2）在对患者进行任何一项操作时都必须注意保护患者个人隐私。

（3）与患者及家属进行沟通时注意文明用语及语气，本着患者至上原则，多体现护士的人文关怀。

·目的·

（1）了解患者心率、心律情况。

（2）心电图机能够提取人体的心电波群，供临床诊断和研究。

·操作流程及行为规范·

项　目	操　作　流　程	行　为　规　范
核对医嘱	责任护士了解患者病情，与办公班核对医嘱，确认无误	
评估	评估患者病情、意识状态、合作程度、皮肤情况	双向核对后解释"××床××患者，您好！由于病情需要，现在要为您做床旁心电图，需要先检查一下您的皮肤情况，请您配合一下，好吗?"
操作前准备	1. 护士准备：服装整洁、仪表端庄、六步洗手法洗手、戴口罩 2. 物品准备：备齐用物、检查心电图机性能 3. 环境准备：安静、整洁、光线充足、床帘遮挡	操作者自身准备、物品准备及环境准备符合要求、注意保护患者隐私

（续表）

项　目	操　作　流　程	行　为　规　范
操作过程	1. 核对姓名、年龄，正确摆放体位、放松四肢、平静呼吸、注意保暖 2. 生理盐水或 75% 酒精清洁皮肤，降低电阻抗 3. 正确连接肢导联：Ⅰ、Ⅱ、Ⅲ、aVR、aVL、aVF 4. 正确连接胸导联：V1、V2、V3、V4、V5、V6 5. 打开电源开关，确定走纸速度 6. 打开抗肌电干扰键，确定标准电压 7. 正确描记心电图，注意观察患者面色及病情 8. 图形清晰、基线平稳，初步描述心电图图形特点 9. 去除导联线、关闭心电图机，妥善安置患者，整理床单位	再次确认患者信息，拉好床帘，请家属离开，"××患者，我要摇平您的床头，请您放松四肢，不要紧张，平静呼吸。我会尽量轻一些，有什么不舒服及时告诉我。"
操作后	处理用物，洗手脱口罩并准确记录、粘贴	"××患者，心电图已经做好了，等一下报告会出来，如果您还有什么需要请按铃，我会随时过来看您的，谢谢您的配合。"

·注意事项·

（1）对初次接受心电图检查做好解释工作，消除紧张情绪。

（2）室内温度适宜，避免因寒冷引起肌电干扰。

（3）操作前充分休息，指导患者取仰卧位，放松肢体，保持平静呼吸。

（4）用手动方式记录心电图时，每次切换导联后，必须等到基线稳定后再启动记录纸，每一个导联记录的长度不应少于 3 个完整的心动周期。

（5）每次做完心电图后必须擦净电极，充电备用。

附：心电图操作考核标准（参考）

项目		考核操作要点	标准分	评分细则	扣分说明
素质要求		1. 服装、衣帽整洁	1	衣帽不整洁，戴首饰，未穿护士鞋，浓妆艳抹，发现一处扣1分	
		2. 仪表大方，举止端庄	2		
		3. 语言柔和恰当，态度和蔼可亲	2		
操作前准备	评估	4. 评估患者身体状况，皮肤情况	5	未评估患者的身体、皮肤情况扣5分	
	用物	5. 备齐用物，检查心电图机性能	5	用物不齐扣3分 未检查心电图机性能扣2分	
	环境	6. 关门窗（必要时），置屏风或隔帘	5	未注意保护患者隐私扣5分	
操作过程	核对	7. 患者姓名、年龄	3	未核对患者身份扣3分	
		8. 体位正确	2	体位摆放不正确扣2分	
	暴露四肢	9. 暴露两手腕内侧（取下患者所戴的金属饰品及电子表）、两下肢内踝	5	未取下金属饰品或电子表扣5分	
	涂胶	10. 清洁患者皮肤，保证电极与皮肤表面接触良好，涂导电胶（可用盐水、乙醇棉球代替）	5	患者皮肤未清洁，导电胶遗漏扣5分	
	连接	11. 正确连接导联线	5	导联线连接错误扣5分	
	定标	12. 定准电压	5	电压未定准扣5分	
	描记	13. 正确描记各导联心电图变化	5	心电图描记错误扣5分	
	观察	14. 观察面色，注意保暖	5	未观察面色，未注意保暖扣5分	
	取下	15. 关闭心电图机，取下导联线	5	未关闭心电图机，导联线未取扣5分	

（续表）

项目	考核操作要点	标准分	评分细则	扣分说明
操作后	16. 安置患者	5	未妥善安置患者扣5分	
	17. 整理用物	5	用物处理不当扣5分	
	18. 标记心电图导联	5	未标记心电图导联扣5分	
	19. 按导联顺序剪贴一份心电图报告	5	未按顺序粘贴报告扣5分	
	20. 注明病区、床号、姓名、年龄、日期、时间及操作者签名等	5	患者信息少注明一项扣1分	
健康教育	21. 告知患者做心电图的目的及方法（平静呼吸、放松、不能多动）	5	未进行健康教育扣5分	
评价	22. 沉着慎重，灵活机警	1	不沉着灵活扣1分	
	23. 操作熟练，耐心细致	1	操作不熟练不细心扣1分	
理论提问	24. 心电图机使用目的	4	理论少回答一条扣1分	
	25. 心电图操作有哪些注意项	4		
总分		100	得分	

（王家美）

二十五、氧气吸入技术

案　例

小张实习结束后分在五官科工作,作为新护士在工作半年后也逐渐成长,能胜任科室日常护理工作。某天小张上班时,突然32床患者主诉胸闷气促,汇报医生后,遵医嘱给予患者低流量吸氧2 L/min。小张准备物品后,来到患者床旁,连接好氧气装置,将鼻导管放入患者鼻腔,再调节流量2 L/min,随即转身离开病房。医生查房时发现患者鼻氧管脱落,患者表示鼻氧管在鼻腔内不舒服,所以擅自取出。医生找到小张指责她没有有效地给患者进行吸氧治疗,并将此事汇报给了护士长。

【思考】

(1) 你觉得小张在操作中存在哪些问题?

(2) 如何在工作中规范自己的行为?

【分析】

1. 主要存在的问题

● 在操作流程方面

(1) 在予患者吸氧前未观察评估患者病情、呼吸情况和鼻腔通畅情况。

(2) 未告知患者氧气吸入的目的及重要性并取得其配合。

(3) 吸氧操作步骤顺序错误,应先检查鼻氧管是否通畅,按医嘱调节氧流量后再将鼻导管轻轻插入患者鼻孔内,最后固定导管。

(4) 吸氧后未处理用物并在护理记录单上记录吸氧的时间、氧流量。

● 在行为规范方面

（1）操作中缺少与患者的沟通解释工作，护理操作中缺少人文关怀。

（2）操作后未能交代患者注意事项，未及时巡视观察患者吸氧后效果情况。

2．如何在工作中规范自身的行为

（1）作为科室要加强护士的责任心教育：操作前后要向患者做好评估、解释工作，交代相应注意事项和做好宣教工作，以取得患者的配合。

（2）要及时巡视观察患者的治疗效果。

（3）需熟练掌握氧气吸入技术操作流程并严格执行，保证患者的安全。

·目的·

（1）纠正低氧血症或可疑的组织缺氧。

（2）预防或减轻心肺负荷。

（3）缓解慢性缺氧的临床症状。

·操作流程及行为规范·

项　目	操作流程	行　为　规　范
核对医嘱	责任护士了解病情，核对医嘱，确认无误	
解释评估	1. 了解患者的病情、意识状况等 2. 观察患者的呼吸情况，有无呼吸急促、呼吸困难等情况 3. 观察患者的鼻腔通畅情况 4. 告知氧气吸入的目的，取得配合	核对床位牌，双向核对（使用两种以上身份识别方法）并解释。"××床××患者，您好！您是有些胸闷是吗？您不要紧张，医生给您开了吸氧，您吸一会儿就会好的。由于病情需要遵医嘱吸氧，请您配合。"

(续表)

项 目	操 作 流 程	行 为 规 范
操作前准备	1. 护士准备：服装整洁、六步洗手法,戴口罩 2. 物品准备：治疗盘、弯盘、吸氧装置、吸氧导管、冷开水壶、盛水小杯、棉签、纱布,氧气湿化瓶内加入冷开水(1/2～2/3),盛水小杯内加入冷开水 3. 环境准备：整洁、环境安全无火源、中心供氧系统	操作者自身准备、物品准备及环境准备符合要求
吸氧	1. 携吸氧用物至床旁,双向核对患者信息,解释取得配合 2. 协助患者取舒适的卧位 3. 将氧气流量及湿化瓶插在墙壁氧气出口上,打开流量表,检查氧气装置是否漏气,关闭流量表,用湿棉签清洁患者鼻腔 4. 将鼻导管与氧气流量表连接,打开流量表,将鼻导管前端放入水中,检查是否通畅,按医嘱调节氧流量 5. 将鼻导管轻轻插入患者鼻孔内,妥善固定 6. 交代吸氧的注意事项	双向核对后解释,"××床××患者,吸氧的装置我已经准备好了,现在给您吸上可以吗? 我把您的床摇成半卧位,这样您会舒服一些。"(检查墙壁中心供氧装置,观察氧气装置有无漏气、环境周围有无明火。)"我帮您先清理一下鼻腔再把吸氧管给您接上,氧气给您吸上了,您感觉好一点了吗? 由于氧气是易燃易爆的气体,请您和您的家属在您吸氧的过程中不要抽烟或者使用打火机,吸氧的时候尽量用鼻子呼吸,请不要自行去调节氧流量和去除鼻导管,在吸氧的过程有什么不适或者咽部干燥请及时按铃喊我,呼叫铃放在您的手边,我也会经常来看您的,感谢您的配合!"
整理用物	1. 整理用物,洗手,处理医嘱,签名签时间 2. 在护理记录单上记录吸氧的时间、氧流量	整理床单位,再次核对患者床位牌

（续表）

项　目	操　作　流　程	行　为　规　范
停　氧	1. 评估患者吸氧后缺氧症状的改善情况,如有病情变化及时汇报医生 2. 向患者解释后取下鼻导管,关闭流量开关,清洁鼻腔,清洁面部,卸下湿化瓶吸氧装置,盖好墙壁氧气活塞 3. 协助患者取舒适的体位,安置好患者 4. 洗手,在护理记录单上记录停氧的时间、患者缺氧改善情况并签名	双向核对后解释。"××床××患者,您好,您感觉好些了吗?(测量患者脉搏、呼吸,观察患者有无呼吸困难和紫绀。)目前您的缺氧症状有所改善,您目前脉搏和呼吸都在正常范围内,遵医嘱停止吸氧,我现在为您撤除吸氧装置,您这样躺着还舒服吗?(为患者取舒适的卧位)您有什么需要可以随时按铃喊我,我也会经常来看您的,感谢您的配合。"

·注意事项·

（1）保持呼吸道通畅,保证充分的湿化。

（2）面罩吸氧时,检查面部皮肤受压情况。

（3）吸氧时先调节好氧流量再与患者连接,停氧时先取下鼻导管/面罩,再关闭氧流量表。

（4）持续吸氧患者,应当保持管道通畅,每日更换湿化瓶。面罩吸氧的患者,注意检查面部、耳郭皮肤受压情况。

（5）新生儿吸氧时应严格控制用氧浓度和用氧时间。

（6）使用氧气筒给氧时注意防火、防油、防震、防爆。

附：氧气吸入技术考核标准(参考)

项目	考核操作要点	标准分	评 分 细 则	扣分说明
仪表	1. 仪表端庄、服装整洁	5	衣帽不整齐、戴首饰、未穿护士鞋、浓妆艳抹,发现一处扣1分	
评估	2. 了解患者的病情、意识状况等	2	未了解患者的病情、意识状况等扣2分	

（续表）

项目	考核操作要点	标准分	评分细则	扣分说明
评估	3. 观察患者的呼吸情况，有无呼吸急促、呼吸困难等情况	3	未评估患者病情扣3分	
	4. 观察患者的鼻腔通畅情况	2	未检查评估患者鼻腔扣2分	
	5. 告知氧气吸入的目的，取得配合	3	未告知氧气的注意事项扣3分	
操作前准备	6. 洗手、戴口罩	1	未洗手、戴口罩扣1分	
	7. 准备用物，检查给氧装置	2	用物不齐，缺一项扣1分，未检查用氧装置扣2分	
	8. 环境整洁、安全，排除安全隐患	2	未排除环境安全隐患扣2分	
吸氧	9. 核对正确、做好解释	5	未核对医嘱扣3分，不解释扣2分	
	10. 注意用氧安全	5	操作前未评估用氧环境安全扣5分	
	11. 连接吸氧装置、清洁鼻腔	5	连接吸氧装置错误扣3分，未清洁鼻腔扣2分	
	12. 连接鼻导管、调节氧流量	10	先插鼻氧管，再调节氧流量顺序颠倒扣5分	
	13. 固定导管正确、牢固	5	导管固定不正确，不牢固扣5分	
	14. 正确指导患者吸氧	5	未正确指导患者吸氧扣5分	
	15. 正确记录	5	护理记录不正确扣5分	
	16. 湿化瓶内水量正确	5	湿化瓶水位不准确扣5分	
	17. 患者体位舒适	3	未取舒适卧位扣3分	
	18. 注意观察患者缺氧改善情况	5	未观察患者缺氧改善情况扣5分	
	19. 发生病情变化及时汇报	5	吸氧期间发生病情变化未汇报扣5分	

（续表）

项目	考核操作要点	标准分	评分细则	扣分说明
整理用物	20. 整理用物,洗手、处理医嘱、签名、签时间	5	未处理用物扣1分,未洗手扣2分,处理医嘱不正确扣2分	
	21. 在护理单记录单上记录吸氧的时间、氧流量	2	未准确记录扣2分	
停氧	22. 评估患者吸氧后缺氧症状的改善情况	2	未评估缺氧的改善症状扣2分	
	23. 停氧操作方法正确	3	停氧操作方法不正确,顺序颠倒扣3分	
	24. 安置患者	2	未安置患者扣2分	
	25. 洗手、准确记录	3	未洗手扣1分,未准确记录扣2分	
理论提问	26. 鼻导管低流量吸氧,氧浓度怎么计算	5	理论回答少一条扣1分	
	27. 给患者吸氧时注意哪些问题			
总分		100	得分	

（葛青华）

第二章

专科护理技能操作流程及行为规范

一、经鼻/口腔吸痰技术

案 例

患者王××，男，70岁，因头痛、头晕、恶心、呕吐一周余，诊断：脑肿瘤，有吸烟史30年，给予完善各项检查，入院后第三天在全麻下行脑肿瘤切除术。现术后卧床一周，神志清楚，呼吸道内有大量脓痰、咳嗽无力，医嘱给予雾化吸入、化痰药物静推3次/日，效果不佳。现患者气急、胸闷、烦躁、听诊双肺痰鸣音明显，心电监护示：血氧饱和度为93%。责任护士到患者床旁就立即对家属说道"××家属，你家患者痰多得要死，过来帮我一起拍背，还要给他吸痰呢。"责任护士拍完背后，动作十分粗鲁地给予患者吸痰，患者吸痰过程刺激反应较剧烈，面色有发绀，吸痰结束后患者鼻腔有少许出血，家属提出异议，责任护士认为是正常现象……

【思考】

（1）你觉得护士在操作中存在哪些问题？

（2）如何在工作中规范自身的行为？

【分析】

1. 主要存在的问题

● 在操作流程方面

（1）未落实核对制度，操作前、中、后未核对患者信息。

（2）操作前未评估患者口腔黏膜情况。

（3）吸痰前未给患者提高吸氧流量。

（4）护士操作动作粗鲁，没有爱伤观念。

● 在行为规范方面

（1）护士护理文明用语不规范。

（2）服务态度差。

2. 如何在工作中规范自身的行为

针对此案例分析，护士应严格遵守规范的护理操作流程，知晓操作的目的，减少护理不良事件的发生，同时对其加强操作及礼仪培训，不但要规范其行为，还要培养她的职业素养。

·目的·

（1）清除患者呼吸道分泌物，保持呼吸道通畅。

（2）促进呼吸功能，改善肺通气。

（3）预防并发症发生。

·操作流程及行为规范·

项 目	操 作 流 程	行 为 规 范
核对医嘱	操作者转抄执行单与医嘱单经办公班两人核对，确认无误	
评估	1. 评估患者病情（咳嗽咳痰能力）及合作程度 2. 评估口鼻腔情况及痰液的性质、量及颜色 3. 评估患者的吸氧流量 4. 告知吸痰操作的目的及配合要点	"您好！请问您叫什么名字？腕带给我看一下好吗？因××原因，让我给您肺部听诊一下好吗？您呼吸道分泌物较多，您自己能咳出来吗？来，您咳一下试试，哦！还是不能咳出来，您别紧张，待会遵医嘱我为您吸痰，痰液吸光后可以保持呼吸道通畅，改善通气。来，请让我看看您的口腔，口腔黏膜完整，无出血，您鼻部做过手术吗？有鼻中隔偏曲吗，没有是吧，为了避免您在吸痰过程中发生低氧血症，我将氧流量调高点，我去准备用物，马上来给您吸痰了。"

（续表）

项 目	操 作 流 程	行 为 规 范
操作前准备	1. 护士准备：衣帽整洁，洗手、戴口罩 2. 物品准备：气道护理盘一套（无菌PE手套、预吸液及冲管液治疗碗）、中心负压装置，适当型号的吸痰管2根、无菌纱布缸、一次性治疗巾、手电筒、听诊器、弯盘，必要时备压舌板、口咽气道，检查吸引器性能并调节负压 3. 环境准备：环境安静、整洁	操作者自身、物品、环境准备符合要求
操作中	1. 携用物至床旁，双向核对患者信息，再确认患者身份，协助患者舒适体位 2. 头偏向操作者，铺治疗巾于颌下 3. 戴手套取无菌纱布，连接吸痰至负压装置上 4. 左手反折吸痰管末端以无负压插管，右手将吸痰管插入咽喉部10～15 cm，口腔（从白齿后区或下颌颊侧进入）、鼻腔（经下鼻道进入） 5. 动作轻柔，患者出现呛咳或有阻力时，放开吸痰管，左右旋转、向上提拉 6. 结束用治疗碗内生理盐水冲洗吸痰管 7. 断开一次性吸痰管、脱手套、撤治疗巾、擦净患者面部 8. 洗手，肺部听诊（痰鸣音） 9. 关闭负压装置 10. 再次核对，记录患者生命体征，痰液的色、质、量	"××，您好！我现在开始给您吸痰了，可能吸痰过程中有些不适，我尽量动作轻点，放松呼吸，有力咳嗽，好了，口腔吸好了，还有痰吗？有的话，我再帮您吸鼻腔。"（吸痰中密切观察患者面色） "××床××患者，痰已经给您吸好了，现在我再给您肺部听听，看看痰吸干净了没，嗯！痰鸣音比之前好多了，感觉怎么样，好多了是吧。"
整理	1. 协助患者取舒适体位 2. 分类处理用物 3. 洗手，处理医嘱	"我现在已帮您吸好痰了，您现在感觉呼吸有没有比之前通畅一些？如果有需要，请及时按铃，我也会定时巡视病房的，谢谢您的配合。"

·注意事项·

（1）无菌操作原则，插管时动作轻柔、敏捷，防止呼吸道黏膜损伤。

（2）吸痰前后给予高流量吸氧 2 分钟,吸痰时间不超过 15 秒,否则会导致缺氧,如痰液较多,仍需要再吸时,应间隔 3～5 分钟。

（3）观察患者生命体征、血氧饱和度的变化。

（4）如痰液较多,需要再次吸引,应间隔 3～5 分钟,患者耐受后再进行,一根吸痰管只能使用一次。

（5）严格无菌操作原则,插管动作轻柔、敏捷,防止呼吸道黏膜损伤。

（6）对于昏迷患者可用压舌板或口咽通气道帮助其张口,吸痰方法同清醒患者。

（7）痰液黏稠,可以配合翻身叩背、蒸汽吸入或雾化吸入,出现缺氧症状如紫绀、心率下降等应立即停止吸痰,休息后再吸。

（8）储液瓶内吸出液应及时倾倒,不得超过 2/3。

附：经口腔/鼻腔吸痰考核标准（参考）

项目	考核操作要点	标准分	评 分 细 则	扣分说明
仪表	1. 仪表端庄、服装整洁	5	衣帽不整齐、戴首饰,未穿护士鞋,浓妆艳抹,发现一处扣 1 分	
评估	2. 患者病情、意识状态、排痰能力	5	不了解患者病情、排痰能力、未交流解释取得合作扣 5 分	
	3. 评估口腔及鼻腔、痰液情况、吸氧情况、检查吸引器性能	5	口腔及鼻腔评估、痰液评估不准确扣 3 分,吸引器性能未查扣 2 分	
操作前	4. 洗手、戴口罩	5	未洗手、戴口罩扣 1 分,用物不齐,缺一项扣 1 分	
	5. 检查备齐用物、放置合理			
操作中	6. 核对正确、解释得体	5	未核对扣 3 分,未解释扣 2 分	
	7. 协助患者取合适体位,头偏向操作者	2	未协助患者摆放体位扣 2 分	
	8. 吸痰前后高浓度吸氧	5	未给予高浓度吸氧扣 5 分	

（续表）

项目	考核操作要点	标准分	评分细则	扣分说明
操作中	9. 正确调节负压大小	5	负压调节有误扣5分	
	10. 连接吸引管、试吸生理盐水，确保通畅	5	未正确连接扣3分、未试吸扣2分	
	11. 吸痰管插入方法、深度适宜	5	吸痰管进入时手法不正确扣2分 深度不适宜扣3分	
	12. 吸痰方法、顺序正确（先吸口腔再吸鼻腔）	5	吸痰方法不正确扣2分，吸痰顺序不正确各扣3分	
	13. 吸痰时间正确（不超过15秒）	5	吸痰时间不正确扣5分	
	14. 不违反无菌原则	5	违反无菌原则扣5分	
	15. 吸痰后生理盐水冲洗吸痰管	3	吸痰结束未冲洗吸痰管扣3分	
	16. 期间密切观察患者病情变化、痰液情况	5	操作过程中未做到及时发现与处理病情变化扣3分，未观察痰液情况扣2分	
	17. 吸痰结束将氧流量调至原来水平	2	未将氧流量调至原来水平扣2分	
操作后	18. 整理处理用物方法正确	3	未正确处理用物扣3分	
	19. 洗手，记录吸痰时间、痰量、性状、患者生命体征	5	未洗手扣2分、少记录一条各扣1分	
评价	20. 操作轻柔稳重、安全准确	5	动作不轻柔扣2~5分，呼吸道黏膜损伤扣5分	
	21. 吸痰后患者痰液明显减少、呼吸情况改善	5	患者痰液未减少、呼吸未改善扣5分	
	22. 关心爱护患者、患者舒适	5	未关爱患者扣2~5分	
理论提问	23. 经口/鼻腔吸痰的注意事项	3	回答少一条扣1分	
	24. 吸痰时负压为多少	2	回答错误扣2分	
总分		100	得分	

（王冬梅）

二、经气管插管/气管切开吸痰技术

案 例

患者李××,女,70岁,因头痛、头晕、恶心呕吐1周余,诊断:脑肿瘤,无吸烟史,给予完善各项检查,入院后第三天在全麻下行脑肿瘤切除术。患者术后卧床三天,神志模糊,气管切开,责任护士巡视时发现患者痰鸣音明显,呼吸道内有大量痰液,需要给予吸痰。护士加大患者氧流量,给予高流量吸氧2~3分钟后,未调节负压吸引器,直接拿起吸痰管给患者吸痰,因患者痰液较多,护士吸痰时反复插入患者人工气道内,单次吸痰时长30秒左右,吸完痰整理患者床单位后离开。

【思考】

(1)你觉得护士在操作中存在哪些问题?

(2)如何在工作中规范自身的行为?

【分析】

1. 主要存在的问题

● 在操作流程方面

(1)护士吸痰前未调节负压值,吸痰压力不符合。

(2)护士单次吸痰时间过长,且反复插入患者人工气道内。

● 在行为规范方面

(1)在操作过程中未能充分和患者交流,讲解吸痰的目的及重要性,取得其更好的配合。

(2)在操作过程中未能做到动作轻柔,最大程度减轻由于吸痰操作给患者带来的焦虑情绪。

2. 如何在工作中规范自身的行为

(1)准确调节吸痰的负压值,保证吸痰的有效性、防止并发症。较高的负压会加重肺不张、低氧血症和创伤的危险。负压较低只能吸出稀薄的分泌物，对较黏稠的及较深的痰液达不到吸痰效果。吸痰时正确选择负压：成人压力：0.04～0.053 MPa、儿童压力：0.033～0.04 MPa。

（2）护士要熟练掌握操作规程并严格遵守，每次吸痰时间不超过15秒，吸痰过程中注意观察患者血压、心率、呼吸及血氧饱和度，如发生明显改变时，应当立即停止吸痰，立即接呼吸机通气；痰未吸净时，隔3～5分钟，血氧饱和度回升后再吸，避免一次吸痰反复插入人工气道。

（3）在操作的过程中要融入人文关怀，最大程度减轻吸痰操作给患者带来的痛苦。

·目的·

（1）清除呼吸道分泌物，保持呼吸道通畅。

（2）维持有效的正压给氧。

·操作流程及行为规范·

项　目	操作流程	行为规范
核对医嘱	操作者转抄执行单与医嘱单经办公班两人核对，确认无误	
操作前准备	1. 按规定着装 2. 环境安静整洁、光线明亮 3. 了解病情及操作注意事项 4. 用物准备齐全 5. 洗手、戴口罩	责任护士了解病情，核对医嘱，准备执行单及所有用物
解释评估	1. 查对，核对患者的住院号、姓名，向患者解释，请家属离开病房 2. 评估患者人工气道是否牢固，患者缺氧程度、痰液性状 3. 根据需要给患者高流量吸氧2～3分钟 4. 协助患者取合适的体位，头偏向操作者，铺治疗巾于颌下 5. 检查吸引器性能并调节负压、试吸生理盐水	双向核对患者信息后解释，"××患者，您好！我是您的责任护士小马，因为您气道内痰液较多且无法自行咳出，我需要给您吸痰，吸痰过程中可能会有些呛咳，请您不要紧张，麻烦头偏向我这边，我尽量动作轻柔，请放心。"（协助患者取舒适卧位）

(续表)

项　目	操　作　流　程	行　为　规　范
操作中	1. 用无菌技术取出吸痰管,左手持吸痰管末端,右手持吸痰管前端,将吸痰管插入人工气道内有阻力后回退少许,边旋转边向上提拉,每次吸痰时间不超过15秒 2. 更换吸痰管,再次吸引口鼻腔内分泌物 3. 结束用治疗碗内生理盐水冲洗吸痰管 4. 断开一次性吸痰管、脱手套、撤治疗巾、擦净患者面部	"××患者,气管内的痰给您吸干净了,您配合得很好,我现在开始给您嘴巴里吸下痰,请您嘴巴张开,以便我能帮您吸得干净些(吸痰中密切观察患者面色)。"
整理	1. 协助患者取舒适体位 2. 评估患者吸痰效果(肺部听诊痰鸣音) 3. 观察口鼻腔黏膜、痰液的色、性质、量 4. 整理床单位 5. 按要求处理物品 6. 洗手,记录	"我现在已帮您吸好痰了,您现在感觉呼吸有没有比之前通畅一些?如果有需要,请及时按铃,我也会定时巡视病房的,谢谢您的配合。"

·注意事项·

(1)无菌操作原则,插管时动作轻柔、敏捷,防止呼吸道黏膜损伤。

(2)观察患者痰液性状、生命体征的变化。

(3)吸痰管插入过程中如遇阻力,应分析原因,不可粗暴盲插。

(4)吸痰前给予纯氧吸入2～3分钟,没有则调高氧流量,以避免发生低氧血症。

(5)选择质地适宜、型号适当的吸痰管,外径不应超过气管导管或者套管内径的1/2。

(6)低氧血症:吸痰前后给予高流量吸氧;选择合适的吸痰管;吸痰过程中患者若有咳嗽,可暂停操作,让患者将深部痰液咳出后再继续吸痰;吸痰插入不易深入支气管处,否则阻塞呼吸道;已发生低氧血症者,立即加大氧流量或给予面罩加压给氧。

(7)气道损伤:选择材质、型号适当的吸痰管;动作轻柔;每次吸痰时间不宜超过15秒,掌握合适的插管深度;禁止带负压插管;吸痰结束,要仔细观察患者有无气道损伤,如有损伤,可采用合适抗生素进行雾化吸入。

（8）感染：严格执行无菌操作，吸痰管一管一用；预防呼吸道黏膜损伤；痰液黏稠先给予雾化吸入，做好口腔清洁；局部已感染的给予处理，全身发生感染的则合理使用抗生素。

（9）心律失常：严格掌握吸痰方法与注意事项，如发生心律失常，立即停止吸痰，加大氧流量，密切监测患者生命体征的变化。

附：经人工气道吸痰考核标准（参考）

项目	考核操作要点	标准分	评分细则	扣分说明
仪表	1. 仪表端庄、服装整洁	5	衣帽不整齐，戴首饰，未穿护士鞋，浓妆艳抹，发现一处扣1分	
评估	2. 评估患者病情、意识状态、排痰能力	5	不了解患者病情、排痰能力、未交流解释取得合作扣5分	
	3. 评估人工气道是否牢固，气道内痰液情况、吸氧情况、检查吸引器性能	5	人工气道、痰液评估不准确扣3分，吸引器性能未查扣2	
操作前准备	4. 洗手、戴口罩	5	未洗手、戴口罩扣1分	
	5. 检查备齐用物、放置合理		用物不齐，缺一项扣1分	
操作中	6. 核对正确、解释得体	5	未核对扣3分，未解释扣2分	
	7. 协助患者取合适体位，头偏向操作者	2	未协助患者摆放体位扣2分	
	8. 吸痰前后高浓度吸氧	5	未给予高浓度吸氧扣5分	
	9. 正确调节负压大小	5	负压调节有误扣5分	
	10. 连接吸引管、试吸生理盐水，确保通畅	5	未正确连接扣3分、未试吸扣2分	
	11. 吸痰管插入方法、深度适宜	5	吸痰管插入时手法不正确扣2分，深度不适宜扣3分	

（续表）

项目	考核操作要点	标准分	评 分 细 则	扣分说明
操作中	12. 吸痰方法、顺序正确（先吸人工气道再吸口鼻腔）	5	吸痰方法不正确扣2分，吸痰顺序不正确各扣3分	
	13. 吸痰时间正确（不超过15秒）	5	吸痰时间不正确扣5分	
	14. 不违反无菌原则	5	违反无菌原则扣5分	
	15. 吸痰后生理盐水冲洗吸痰管	3	吸痰结束未冲洗吸痰管扣3分	
	16. 期间密切观察患者病情变化、痰液情况	5	操作过程中未做到及时发现与处理病情变化扣3分，未观察痰液情况扣2分	
	17. 吸痰结束将氧流量调至原来水平	2	未将氧流量调至原来水平扣2分	
操作后	18. 整理处理用物方法正确	3	未正确处理用物扣3分	
	19. 洗手，记录吸痰时间、痰量、性状、患者生命体征	5	未洗手扣2分少记录一条各扣1分	
评价	20. 操作轻柔稳重、安全准确	5	动作不轻柔扣2～5分呼吸道黏膜损伤扣5分	
	21. 吸痰后患者痰液明显减少、呼吸情况改善	5	患者痰液未减少、呼吸未改善扣5分	
	22. 关心爱护患者、患者舒适	5	未关爱患者扣2～5分	
理论提问	23. 经人工气道吸痰的注意事项	3	回答少一条扣1分	
	24. 吸痰时负压为多少	2	回答错误扣2分	
总分		100	得分	

（王冬梅）

三、插胃管技术

案例

患者××，因吞咽困难、饮水呛咳、不能进食，出现严重的电解质紊乱、脱水、糖尿病酮症酸中毒，并有肺部感染。上午主管床位医生医嘱给予留置胃管及鼻饲饮食，当班护士李某在插管过程中，在胃管插至 15 cm 左右，嘱患者喝水，在护士送管时，患者出现呛咳，旁边家属立即表示患者难受停止插管，护士李某翻着白眼说："你是护士还是我护士，你专业还是我专业？"护士李某说完后，患者出现剧烈呛咳，面色发绀，这时医生过来看到患者情况，立即让护士李某停止插管，拔出胃管，等患者安静平稳后，医生给予患者留置胃管……

【思考】

(1) 你觉得护士李某在操作中存在哪些问题？

(2) 如何在工作中规范自身的行为？

【分析】

1. 主要存在的问题

● 在操作流程方面

(1) 未熟练掌握插胃管操作技术。

(2) 操作前未及时评估患者会出现状况。

(3) 操作过程中对患者出现的状况未及时判断解决。

● 在行为规范方面

(1) 护士"翻白眼"行为不符合护理行为规范。

(2) 护理文明用语不规范。

（3）服务意识差。

2. 如何在工作中规范自身的行为

针对此案例分析,护士应严格遵守规范的护理操作流程,熟练掌握操作技术,知晓操作要点及可能出现的状况,减少护理不良事件的发生,同时对其加强操作及礼仪培训,不但要规范其行为,还要培养她的职业素养。

·目的·

（1）经胃肠减压管引流出胃肠内容物,为腹部手术做术前准备。

（2）对不能经口进食的患者,从胃管灌入流质食物,保证患者摄入足够的营养、水分和药物,以利早日康复。

·操作流程及行为规范·

项　目	操 作 流 程	行 为 规 范
核对医嘱	操作者转抄执行单与医嘱单经办公班两人核对,确认无误	
评估	1. 患者的病情,置管目的,心理需求,意识和合作能力 2. 需要鼻饲者,评估营养状态 3. 患者鼻腔状况：有无鼻中隔偏曲、鼻腔炎症和阻塞等 4. 不能进食的原因,有无口腔疾患、吞咽困难 5. 有无上消化道狭窄或食道静脉曲张等 6. 留置胃管可能出现的不适,以及减轻不适的方法等 7. 留置胃管后的护理配合及注意事项	"您好! 请问您叫什么名字? 腕带给我看一下好吗? 由于××病情需要,需要给您插胃管,就是通过鼻子放根管子到胃内,这样就可以不用嘴巴咀嚼食物就直接摄入到胃内,提供营养,增强您的身体免疫力,早日康复出院,请您配合一下好吗? 好的,那我先检查一下您的鼻子没有破损阻塞,鼻中隔偏曲吗,没有是吧,我去准备用物,一会来给您插胃管了。"

（续表）

项　目	操　作　流　程	行　为　规　范
操作准备前	1. 护士准备：衣帽整洁，洗手、戴口罩 2. 物品准备：治疗盘内准备：治疗碗且内盛温开水、一次性胃管、手套、棉签、纱布1块、治疗巾、20 ml注射器、石蜡油棉球、弯盘、手电筒、别针、导管标识，必要时备压舌板、听诊器等 3. 环境准备：环境安静、整洁	操作者自身、物品、环境准备符合要求
操作中	1. 携用物至床旁，双向核对患者信息，再次确认患者身份，协助患者舒适体位 2. 打开鼻饲包，铺治疗巾于颌下，置弯盘于颊旁 3. 检查清洁鼻腔 4. 测量管插入长度并标记。润滑胃管前端，左手持纱布托住胃管，右手用镊子夹管端沿鼻腔、下鼻道插入，至14～16 cm时，嘱患者做吞咽动作，至所需长度，成人一般为45～55 cm 5. 判断胃管位置：抽吸胃液法或从胃管注入空气，用听诊器听气过水声法 6. 评估并观察患者反应 7. 固定胃管并标示插入深度 8. 做好导管标识 9. 洗手，护理文书记录	"××，您好！现在要给您插胃管了，在插管的过程中可能会有不适感，我动作尽量轻点，您准备好了吗？那我们开始了。" "××，您好！胃管已经插好了，请您做吞咽动作，如果有不适感觉，呼吸困难、呛咳请您告诉我，请您不要紧张。"
整理	1. 整理床单位，协助患者取舒适体位 2. 分类处理用物 3. 洗手，处理医嘱	"××您好！现在胃管已经插好了，请您注意不要牵拉、擅自拔出胃管，有什么需要，请按呼叫器，我会过来帮助您。再次谢谢您的配合。"

·注意事项·

（1）插管动作要轻稳，特别是在通过咽喉食管的三个狭窄处时，以避免损伤食管黏膜。操作时强调是"咽"而不是"插"。

（2）在插管过程中患者出现恶心时应暂停片刻，嘱患者做深呼吸，以分散患者的注意力,缓解紧张,减轻胃肌收缩;如出现呛咳、呼吸困难提示导管误入喉内,应立即拔管重插;如果插入不畅时,切忌硬性插入,应检查胃管是否盘在口咽部,可将胃管拔出少许后再插入。

(3) 清醒患者插胃管时,插至会咽部 15 cm 处嘱患者做吞咽或喝水;昏迷患者插管时,应将患者头向后仰,当胃管插至会厌部约 15 cm 时,左手托起头部,使下颌靠近胸骨柄,加大咽部通道的弧度,使管端沿后壁滑行,插至所需长度。

附:插胃管术考核标准(参考)

项目	考核操作要点	标准分	评分细则	扣分说明
仪表	1. 仪表端庄、服装整洁	1	衣帽不整洁、化浓妆、未穿护士鞋、袜子不符合要求,发现一处扣 1 分	
	2. 仪态大方,举止端庄	2		
	3. 语言柔和恰当,态度和蔼可亲	2		
评估	4. 核对医嘱询问了解患者身体情况,既往有无插管史,解释目的,取得配合	2	不了解患者病情扣 2 分	
		2	未交流、解释取得合作扣 2 分	
		2	未评估既往史扣 2 分	
	5. 评估患者鼻腔状况	2	未评估鼻腔状况扣 2 分	
操作前准备	6. 洗手、戴口罩	2	未洗手、戴口罩扣 1 分	
	7. 备齐用物,携物至患者旁	3	用物不齐,缺一项扣 1 分	
操作过程	8. 核对、解释	2	未核对、解释扣 2 分	
	9. 选择适当体位	4	未选择适当体位扣 4 分	
	10. 铺治疗巾,放置弯盘	4	未铺治疗巾扣 2 分 未放置弯盘扣 2 分	
	11. 清水棉签清洁鼻孔	2	未清水棉签清洁鼻孔扣 2 分	
	12. 检查胃管是否通畅	4	未检查胃管是否通畅扣 4 分	

(续表)

项目	考核操作要点	标准分	评分细则	扣分说明
操作过程	13. 测量胃管放置长度	6	未测量胃管放置长度扣6分	
	14. 液体石蜡润滑胃管前端	2	未用液体石蜡润滑胃管前端扣2分	
	15. 插入胃管适当深度	5	插入胃管深度不适当扣5分	
	16. 检查胃管是否在胃内（2种方法任选1种）	6 2	未检查胃管是否在胃内扣6分 方法错误扣2分	
	17. 评估并观察患者反应	3	未评估并观察患者反应扣3分	
	18. 固定胃管并标示插入深度	3	未固定胃管并标示插入深度扣3分	
	19. 清理用物，整理床单位	3	未清理用物，整理床单位扣3分	
操作后处理	20. 告知注意事项	3	未告知注意事项扣3分	
	21. 告知留置胃管期间保持口腔清洁	3	未告知留置胃管期间保持口腔清洁扣3分	
	22. 正确处理用物，洗手，记录签字	3	未正确处理用物扣1分，未洗手扣1分，未记录签字扣1分	
熟练程度	23. 动作轻巧、稳重、准确	5	动作粗暴、不稳重扣5分	
	24. 顺序清晰，操作时间为10～15分钟	5	操作不流畅扣2分，操作时间过长扣3分	
理论提问	25. 确定胃管在胃内方法(2种)	10	回答不全缺一项扣5分	
	26. 插胃管注意事项	10	注意事项回答不全缺一项扣5分	
总分		100	得分	

（袁　旭）

四、鼻　饲　法

案例

患者张某，口腔手术很成功，手术第二天后由监护室转到了普通病房。在医护人员查房时说："小李呀，恢复得不错，可以吃点东西啦！"小李一紧张，手舞足蹈地指着自己的伤口比画着，露出了害怕的神情。医生顿时明白了安慰说："放心吧，不让你自己吃，我们协助你吃。"之后医生开启清流质 300 ml（分两次）胃管注入，鼻饲营养液由医院营养科配送至病房，护士小丽根据医嘱到床边进行营养喂养。护士小丽到病房患者身旁说"张××，营养液来了，我现在帮你用针筒打进去。"说完后护士小丽就直接把营养全部注入胃管，注入完毕后，冲管夹管。就在这时患者主诉："我现在胃有点胀，是不是一下吃得太多了。"护士小丽一脸不高兴地说："你怎么事情这么多，难道怀疑我的工作不成。"患者张某无语……

【思考】

（1）你觉得护士小丽在操作中存在哪些问题？

（2）如何在工作中规范自身的行为？

【分析】

1. 主要存在的问题

● 在操作流程方面

（1）操作未做到医嘱查对及患者身份识别。

（2）操作前未评估胃管在位情况。

（3）操作前未告知鼻饲的目的及不适状况。

（4）鼻饲液未进行温度监测。

● 在行为规范方面

（1）护士护理文明用语不规范。

（2）服务意识差。

2. 如何在工作中规范自身的行为

针对此案例分析，护士应严格遵守查对制度及身份识别制度，熟练掌握操作技术，知晓操作要点及可能出现的状况。同时科室对其加强操作及礼仪培训，不但要规范其行为，还要培养她的职业素养。

· 目的 ·

对不能经口进食的患者，从胃管灌入流质食物，保证患者摄入足够的营养、水分和药物，以利早日康复。

· 操作流程及行为规范 ·

项 目	操 作 流 程	行 为 规 范
核对医嘱	操作者转抄执行单与医嘱单经办公班两人核对，确认无误	
评估	1. 评估患者病情（是否可以半卧位），有无腹胀、腹痛、意识状态 2. 患者及家属对鼻饲法的反应及配合程度 3. 评估患者的胃管在位及固定情况 4. 告知鼻饲的目的及方法	"您好，请问您叫什么名字？腕带给我看一下好吗？由于您现在不能经口进食，要从胃管打点营养液，提供身体营养，帮助早日康复，请您配合一下好吗？好的，那我先检查一下，请您躺平，双腿弯曲，腹部放松，我这样按，痛吗？肚子胀不胀？没有好的。我再看看您的胃管，刻度与之前一样，我从胃管打气听一下，有气过水声，固定也是好的，那我去准备用物，一会来给您注射营养液。"

（续表）

项　目	操　作　流　程	行　为　规　范
操作前准备	1. 护士准备：衣帽整洁,洗手、戴口罩 2. 物品准备：无菌纱布、一次性 50 ml 注射器、鼻饲液、温开水、一次性治疗巾、棉签、胶布、别针、听诊器（必要时）、水温计、手电筒、弯盘 3. 环境准备：环境安静、整洁	操作者自身、物品、环境准备符合要求
操作中	1. 携用物至床旁,双向核对患者信息,再确认患者身份,协助患者舒适体位 2. 打开鼻饲包,铺治疗巾于颌下,置弯盘于颊旁 3. 测量营养液温度 4. 温水冲洗胃管 5. 缓慢注入营养（每次注入不超过 200 ml,每次间隔不小于 2 小时） 6. 营养液注入完毕后温水冲洗胃管 7. 将胃管开口端反折用纱布包好,夹紧,固定于患者肩部衣服上 8. 观察有无不良反应,交代注意事项	"××,您好！现在需要给您打营养液了,现在把您的床头摇高点,在鼻饲过程中有什么不适请及时告诉我。" "××,您好！现在开始注入营养了,如果中间有恶心、肚子痛等不舒服要跟我说,我会慢慢的。"
整理	1. 整理床单位,协助患者取舒适体位 2. 分类处理用物 3. 洗手,处理医嘱	"××,您好！营养液已经打好,现在床头暂时不摇下去,等过 30 分钟我会过来帮您摇下去的,您有什么不舒服及时跟我说,我会经常来看您的,我把呼叫铃放在您可以拿到的地方,我去处理用物,再次感谢您的配合！"

·注意事项·

（1）如病情允许鼻饲时及鼻饲后 2 小时抬高床头 $30°\sim45°$,检查胃管插入长度。

（2）判断胃管在位及通畅情况。

（3）遵医嘱缓慢灌入鼻饲液或药物,一次鼻饲量不超过 200 ml,间隔不少于 2 小时,避免灌入空气,避免灌入速度过快,避免鼻饲液过冷过热。

（4）每次用注射器抽吸鼻饲液时，应反折胃管末端，防止导管内容物反流或空气进入造成腹胀。

（5）鼻饲完应再次注入少量温水，冲净胃管，避免食物积存于管腔中干结变质，造成胃肠炎或者堵塞管腔。

（6）将胃管末端反折并用纱布包好，用别针把胃管固定于大单、枕旁或患者衣领处。防止灌入食物反流，防止胃管脱出。

（7）鼻饲后 30 分钟内禁止翻身、拍背、吸痰等操作。

附：鼻饲法操作的考核标准（参考）

项目	考核操作要点	标准分	评 分 细 则	扣分说明
仪表	1. 仪表端庄、服装整洁	5	衣帽不整齐，戴首饰，未穿护士鞋，浓妆艳抹，发现一处扣 1 分	
评估	2. 了解病情、意识状态及合作程度	5	不了解患者病情、未交流、解释取得合作扣 5 分	
	3. 确定胃管的位置（2 种方法任选一种）	5	未确定胃管的位置扣 5 分	
	4. 正确检查患者有无胃潴留	5	未检查患者有无胃潴留扣 5 分	
操作前准备	5. 洗手、戴口罩，备齐用物	5	未洗手、戴口罩扣 1 分 用物不齐，缺一项扣 1 分	
操作过程	6. 患者体位正确、舒适	5	未协助患者摆放体位扣 5 分	
	7. 铺治疗巾、放置弯盘	5	未铺治疗巾、放置弯盘扣 5 分	
	8. 鼻饲前应用 20 ml 水冲洗胃管	5	未冲洗胃管扣 5 分	
	9. 鼻饲溶液温度适宜 38～40℃	5	温度不适宜扣 5 分	
	10. 鼻饲速度适宜	5	鼻饲速度不适宜扣 5 分	

（续表）

项目	考核操作要点	标准分	评 分 细 则	扣分说明
操作过程	11. 鼻饲食量适宜，不超过200 ml	5	鼻饲食量不适宜扣5分	
	12. 每次鼻饲间隔时间＞2小时	5	每次鼻饲间隔时间不适宜扣5分	
	13. 鼻饲后应用20 ml水冲洗胃管	5	鼻饲后未冲洗胃管扣5分	
	14. 鼻饲过程中注意观察患者反应	5	鼻饲过程中未观察患者反应扣5分	
	15. 喂毕正确处理胃管末端	5	胃管末端处理不正确扣5分	
	16. 妥善固定、方法正确	5	未妥善固定扣5分	
	17. 妥善安置患者	5	未妥善安置患者扣5分	
操作后处理	18. 正确处理用物，洗手	3	未处理用物未洗手扣3分	
	19. 记录	2	未及时记录扣2分	
评价	20. 与患者交流时，态度和蔼，语言文明	2	操作时态度不好，语言不合理解释不到位扣2分	
	21. 步骤正确，操作熟练	3	操作不熟练扣3分	
理论提问	22. 确定胃管在内的方法有哪些	5	理论回答少一条扣2分	
	23. 鼻饲的目的	5		
总分		100		

（袁　旭）

五、胃肠减压技术

案 例

护士小张在某医院胃肠外科工作已一年余,目前在该科室主要承担责任护士工作,按照工作程序,小张上班的时间是从早上 7:00 到晚 7:00。由于外科手术病房每天手术 10 台以上,正好今天是她所管病床教授的手术日,且今天她包干的床位有五台手术,术前需留置胃管 3 人,小张一看到这种情况急了,心想,我要早半小时来上班,不然肯定下不了班,影响今天和朋友的约会。于是小张 6:30 到医院看了一眼医嘱本拿着胃管和胃肠减压器匆匆地跑进病房,且随手把灯打开,她说:"31 床别睡了,都 6:30 了还不起来,我要给你插胃管了,快点……"患者很不情愿地醒来先去厕所然后再插胃管。这时小张生气了说:"我又不是管你一个患者,这个也等,那个也要等,你还让不让我下班啊……"患者一听,为了自己的手术也没和护士吵。小张匆忙把患者枕头去掉,头一偏,未铺巾于患者颈部,插胃管过程中患者出现恶心,操作过程中没有主动询问患者的感受,接上胃肠减压器后,减压器内无压力,无引流液引出,她没有去查找原因,就直接去其他病房了。早交班时患者向护士长投诉该护士,把事情的原因全部说了,小张受到了批评……

【思考】

(1) 你觉得护士小张在操作中存在哪些问题?

(2) 如何在工作中规范自身的行为?

【分析】

1. 主要存在的问题

● 在操作流程方面

(1) 操作未做到医嘱查对及患者身份识别。

（2）操作前未告知插胃管出现的状况及配合要点。

（3）操作后未评估胃肠减压的有效性。

● 在行为规范方面

（1）对护士的工作职责掌握不清。

（2）护士态度生硬，在整个操作过程中未体现人文关怀。

2. 如何在工作中规范自身的行为

针对此案例分析，护士应严格遵守查对制度及身份识别制度，熟练掌握操作技术，知晓操作要点及可能出现的状况，操作后要检查胃肠减压的有效性。科室对其加强操作及礼仪培训，不但要规范其行为，还要培养她的职业素养。

· 目的 ·

（1）解除或者缓解肠梗阻所致的症状。

（2）进行胃肠道手术的术前准备，以减少胃肠胀气。

（3）术后吸出胃肠内气体和胃内容物，减轻腹胀，减少缝线张力和伤口疼痛，促进伤口愈合，改善胃肠壁血液循环，促进消化功能的恢复。

（4）通过对胃肠减压吸出物的判断，可观察病情变化和协助诊断。

· 操作流程及行为规范 ·

项　目	操 作 流 程	行 为 规 范
核对医嘱	操作者转抄执行单与医嘱单经办公班两人核对，确认无误	
评估	1. 患者的病情，置管目的，心理需求，意识和合作能力 2. 患者鼻腔状况：有无鼻中隔偏曲、鼻腔炎症和阻塞等 3. 有无上消化道狭窄或食管静脉曲张等 4. 告知留置胃管接胃肠减压器的目的及配合要求 5. 留置胃管可能出现的不适，以及减轻不适的方法等	"您好！请问您叫什么名字？腕带给我看一下好吗？由于××病情需要，需要给您插胃管，就是通过鼻子放根管子到胃内，这样可以减轻您的胃部不适感，减轻您的胃肠压力，争取早日进行营养摄入，康复出院，请您配合一下好吗？好的，那我先检

（续表）

项 目	操 作 流 程	行 为 规 范
评估		查一下您的鼻子没有破损阻塞，鼻中隔偏曲，没有是吧，我去准备用物，一会儿来给您插胃管了。"
操作准备前	1. 护士准备：衣帽整洁、洗手、戴口罩 2. 物品准备：治疗盘内准备：治疗碗且内盛温开水、一次性胃管、手套、棉签、纱布1块、治疗巾、20 ml注射器、石蜡油棉球、弯盘、手电筒、别针、导管标识、必要时备压舌板、听诊器、胃肠减压器 3. 环境准备：环境安静、整洁	操作者自身、物品、环境准备符合要求
操作中	1. 携用物至床旁，双向核对患者信息，再确认患者身份，协助患者舒适体位 2. 打开鼻饲包，铺治疗巾于颌下，置弯盘于颊旁 3. 检查清洁鼻腔 4. 测量管插入长度并标记。润滑胃管前端，左手持纱布托住胃管，右手用镊子夹管端沿鼻腔、下鼻道插入，至14～16 cm时，嘱患者做吞咽动作，至所需长度，成人一般为45～55 cm 5. 判断胃管位置：抽吸胃液法或从胃管注入空气，用听诊器听气过水声法 6. 调整减压装置，连接胃管并固定，做好导管标识 7. 评估并观察患者反应 8. 洗手，护理文书记录执行时间和胃肠引流的颜色，性状，量	"××您好！现在要给您插胃管了，在插管的过程中可能会有不适感，我动作尽量轻点，您准备好了吗？那我们开始了。" "××，请您做吞咽动作，如果有不适感觉，呼吸困难、呛咳请您告诉我，请您不要紧张。"
整理	1. 整理床单位，协助患者取舒适体位 2. 分类处理用物 3. 洗手，处理医嘱	"××您好！现在胃管已经插好了，请您注意不要牵拉、擅自拔出胃管，胃肠减压期间，请您在翻身时注意不要将胃管脱出、打折或将胃管与胃肠减压器断开，您有什么需要，请按呼叫器，我会过来帮助您。再次谢谢您的配合。"

·注意事项·

（1）取坐位或斜坡位，清洁鼻孔，将胃管前段涂以润滑油，用止血钳夹闭胃管末端，顺鼻腔下鼻道缓缓插入。

（2）胃管插至咽部时嘱患者头稍向前倾并作吞咽动作，同时将胃管送下。若恶心严重嘱患者深呼吸待平稳后再继续插入量好的长度，用注射器抽净胃内容物接上胃肠减压器。如系双腔管待插入 75 cm 时，由腔内抽出少量碱性液体即表示管已进入幽门，此时用注射器向气囊内注入 20 ml 空气，夹闭管口其管端即靠肠蠕动滑至肠梗阻近段。

（3）若抽不出胃液应注意胃管是否盘曲鼻咽部，如没有盘曲可注入少量盐水冲洗，观察是否通畅，或注入少量空气同时听诊上腹部以证实管的位置是否已插入胃内。

（4）最后用胶布将管固定于上唇颊部连接胃肠减压器，无减压器者用注射器每半小时抽吸一次。

（5）操作时要经常检查胃管有无屈曲是否畅通，若引起呛咳呼吸不畅，应考虑是否误入气管，应拔出重插。

（6）留置胃管期间要做口腔护理。

（7）保持负压吸引直到腹胀消失，拔管时应停止负压吸引后再拔出，以防损伤消化道黏膜。

（8）近期有上消化道出血、食管阻塞及身体极度衰弱者慎用。

附：胃肠减压术护理考核标准（参考）

项目	考核操作要点	标准分	评分细则	扣分说明
素质要求	1. 服装、衣帽整洁	2	服装不整洁、穿有色袜子扣 2 分	
	2. 仪表大方，举止端庄	2	浓妆艳抹扣 2 分	
	3. 语言柔和恰当，态度和蔼可亲	2	语言没有感情色彩扣 2 分	

（续表）

项目	考核操作要点	标准分	评 分 细 则	扣分说明
评估患者	4. 核对医嘱	3	未双向核对,流于形式扣3分	
	5. 评估患者意识,合作程度,鼻腔情况	3	未评估扣3分	
	6. 解释,取得配合	2	未向患者进行解释扣2分	
操作前准备	7. 洗手、戴口罩	2	未洗手戴口罩扣2分	
	8. 备齐用物,检查负压装置(有效期、拆外袋、查负压),携用物至床旁	5	未检查用物有效期等扣5分	
患者准备	9. 核对解释	2	未核对沟通解释扣2分	
	10. 取舒适体位(头偏向一侧)	3	未将患者置于舒适体位扣3分	
	11. 铺治疗巾,放置弯盘	1	未铺治疗巾放弯盘扣1分	
	12. 清水棉签清洁鼻孔	2	未清洁鼻腔扣2分	
	13. 检查胃管质量并将导丝放至最佳位置	5	未检查胃管质量并将导丝放至最佳位置	
	14. 润滑胃管前端15～20 cm	5	未润滑胃管扣5分	
	15. 测量胃管放置长度	5	未测量胃管长度扣5分	
	16. 置胃管,观察患者反应	5	未观察患者反应扣5分	
	17. 检查胃管是否在胃内	10	未检查胃管是否在胃内扣10分	
	18. 夹管,贴胶布	5	未妥善固定扣3分	
操作	19. 调整减压装置,并将胃管与负压装置连接	6	未将胃管与胃肠减压器连接扣6分	
	20. 妥善固定于床旁	3	未固定于床单上扣3分	
	21. 放松止血钳,观察引流是否通畅	3	未松引流夹扣3分	
	22. 适宜体位,整理床单位及用物	2	未帮助患者安置适宜体位,未整理床单位及用物扣2分	

（续表）

项目	考核操作要点	标准分	评分细则	扣分说明
操作后处理	23. 告知注意事项, 观察引流液的性状	5	未向患者交代注意事项扣5分	
	24. 正确处理用物, 洗手, 记录	3	未记录扣3分	
熟练程度	25. 动作轻巧、稳重、准确	2	操作毛躁, 语速快扣2分	
	26. 顺序清晰、操作时间为10~15分钟	2	操作时间不合理扣2分	
理论	27. 胃肠减压的注意事项	10	理论不会各扣5分	
	28. 检查胃管是否在胃内的方法			
总分		100	得分	

（李 冬）

六、更换胸腔闭式引流瓶技术

　　小陈是胸心外科一名刚工作满 1 年的新护士，当天正值夜班，白班交班时责任组长告诉她，病区 8 床是一名肺癌术后并发乳糜胸的患者，胸腔引液较多，她夜班应该会遇到患者需要更换引流瓶的情况。当天夜里 10 点，小陈在巡视病房时发现 8 床患者的胸引瓶已经接近满瓶了，告知值班医生后，小陈遵医嘱准备替该患者更换胸引瓶。小陈返回治疗室，准备好用物就去到患者床旁准备更换操作。在更换过程中，小陈发现自己没有夹闭胸引管的止血钳，决定采取反折近端胸引管后用 3M 胶带固定反折处的方式夹闭胸管。这时患者家属说："小陈，我看之前都用一个不锈钢的铁夹子给我们夹的，怎么今天用胶布，这样会不会有问题？"护士小陈白了眼患者家属说："你不懂就不要瞎说，这样也是可以的。"家属便不再说话，在护士小陈继续操作中，胶布固定夹管的导管突然崩开，旁边的家属立即帮忙捏住导管反折处，才未导致空气进入导管，不然后果不堪设想。小陈便匆匆收拾好用物离开床旁，去处理其他患者，忘记观察更换后胸引瓶的情况及患者的宣教。此事件患者家属告知了护士长……

【思考】

（1）你觉得护士小陈在操作中存在哪些问题？

（2）如何在工作中规范自身的行为？

【分析】

1. 主要存在的问题

● 在操作流程方面

（1）操作前用物未备齐。

（2）操作中发现问题未及时纠正，抱有侥幸心理。

（3）对操作中可能出现的风险无意识。

（4）操作后未观察胸腔引流瓶的引流情况。

（5）未告知胸腔闭式引流管相关注意点。

● 在行为规范方面

（1）护士护理文明用语不规范。

（2）服务态度差。

2. 如何在工作中规范自身的行为

针对此案例分析，护士应熟练掌握操作技术，充分备齐操作用物，对操作中会出现的风险要有充分评估，操作后要观察并告知相关注意点。科室对其加强操作及礼仪培训，不但要规范其行为，还要培养其职业素养。

· 目的 ·

（1）引流胸腔内渗液、血液及气体。

（2）重建胸腔内负压，维持纵隔的正常位置。

（3）促进肺的膨出。

（4）胸引管相连接的水封瓶，保持胸腔引流系统无菌状态，防止感染。

（5）发现胸膜腔内活动性出血、支气管残端瘘等。

· 操作流程及行为规范 ·

项 目	操 作 流 程	行 为 规 范
核对医嘱	操作者转抄执行单与医嘱单经办公班两人核对，确认无误	
评估	1. 评估患者病情、呼吸情况 2. 检查切口敷料有无渗出、引流口周围有无皮下气肿 3. 引流管是否固定妥当，无脱出	"您好！请问您叫什么名字？腕带给我看一下好吗？您的胸腔引流瓶快满了，我要给您更换一个新的，这样才能保证引流充

项　目	操　作　流　程	行　为　规　范
评估	4. 嘱咳嗽,观察胸腔引流通畅及水柱波动情况 5. 向清醒患者解释操作目的、方法、配合要点、注意事项,取得合作	分,促进伤口愈合,争取早日出院,请您配合一下好吗? 好的,那我先检查一下您的引流管周围的皮肤及管固定的情况,嗯,都好的,我去准备用物,一会来给您更换引流瓶。"
操作前准备	1. 护士准备:衣帽整洁,洗手、戴口罩 2. 物品准备:引流瓶1套、治疗盘,内备:血管钳2把、250 ml生理盐水、安尔碘、棉签、纱布数块、检查手套、弯盘1个、标识牌、3M胶布、洗手液 3. 环境准备:环境安静、整洁	操作者自身、物品、环境准备符合要求
操作中	1. 携用物至床旁,双向核对患者信息,再确认患者身份 2. 协助患者舒适体位,手臂上举,保护隐私 3. 戴手套,垫治疗巾及弯盘在接头下方,2把止血钳在距接头8 cm处对夹引流管,扭开接头放弯盘上。将手套反折包裹引流管头端,放入垃圾筐 4. 洗手、戴手套,打开无菌纱布,消毒引流管口并连接引流管 5. 松开血管钳,妥善固定,挂在床边,保持引流瓶低于胸腔60～100 cm 6. 患者咳嗽,观察水柱波动情况 7. 固定引流管并贴上导管标识 8. 洗手,记录更换日期、切口情况、通畅情况,引流液颜色、性质、量,患者情况 9. 交代注意事项	"××您好! 现在我要给您更换引流瓶了,我先给您摆放体位,给您放好后,不可随意再动了,请您配合一下好吗?" "××您好! 现在给您的胸引管夹闭,您不要随意乱动,我更换过程中有不舒服及时告诉我,好吗?" "××您好! 现在管子给您更换好了,引流的情况我已经记录,到时候会跟医生汇报的,再跟您说一下,在引流期间,多做深呼吸,保持引流通畅,防止受压、脱落,卧位时,引流瓶不能高于床体,立位时引流瓶不可高过膝关节,不能擅自打开引流瓶。"
整理	1. 整理床单位,协助患者取舒适体位 2. 分类处理用物 3. 洗手,处理医嘱	"××您好! 引流管更换好了,现在帮您整理床单位,您有什么需要,请按呼叫器,我会过来帮助您。再次谢谢您的配合。"

·注意事项·

（1）保持管道的密闭和无菌：使用前注意引流装置是否密封，胸壁伤口引流管周围，用油纱布包盖严密，更换引流瓶时，必须先双重夹闭引流管，以防空气进入胸膜腔，严格执行无菌操作规程，防止感染。

（2）体位：胸腔闭式引流术后常置患者于半卧位，以利呼吸和引流。鼓励患者进行有效咳嗽和深呼吸运动，利于积液排出，恢复胸膜腔负压，使肺扩张。

（3）维持引流通畅：闭式引流主要靠重力引流，水封瓶液面应低于引流管胸腔出口平面 60 cm。任何情况下引流瓶不应高于患者胸腔，以免引流液逆流入胸膜腔造成感染。定时挤压引流管，30～60 分钟 1 次，以免管口被血凝块堵塞。

（4）妥善固定：运送患者时双钳夹管，下床活动时，引流瓶位置应低于膝关节，保持密封。

（5）观察记录：观察引流液的量、颜色、性状、水柱波动范围，并准确记录。手术后一般情况下引流量应小于 80 ml/h，开始时为血性，以后颜色为浅红色，不易凝血。若引流量多，颜色为鲜红色或红色，性质较黏稠，易凝血，则疑为胸腔内有活动性出血。每日更换水封瓶。做好标记，记录引流量。如是一次性引流瓶无每日更换。

（6）脱管处理：若引流管从胸腔滑脱，立即用手捏闭伤口处皮肤，消毒后用凡士林纱布封闭伤口，协助医生做进一步处理。如引流管连接处脱落或引流瓶损坏，立即双钳夹闭胸壁导管，按无菌操作更换整个装置。

（7）拔管指征：48～72 小时后，引流量明显减少且颜色变淡，24 小时引流液小于 50 ml，脓液小于 10 ml，X 线胸片示肺膨胀良好、无漏气，患者无呼吸困难即可拔管。方法：嘱患者先深吸一口气后屏气即可拔管，迅速用凡士林纱布覆盖，宽胶布密封，胸带包扎一天。

（8）拔管后观察：患者有无胸憋、呼吸困难、切口漏气、渗液、出血、皮下气肿等症状。

附：更换胸腔闭式引流瓶考核标准（参考）

项目	考核操作要点	标准分	评 分 细 则	扣分说明
仪表	1. 仪表端庄、服装整洁	5	衣帽不整齐，戴首饰，未穿护士鞋，浓妆艳抹，发现一处扣 1 分	
评估	2. 患者病情、意识状态、合作程度	5	不了解患者病情、未交流、解释取得合作扣 5 分	
	3. 引流情况		引流情况未评估扣 5 分	
操作前	4. 洗手、戴口罩	3	未洗手、戴口罩扣 1 分	
	5. 检查备齐用物，清点棉球	2	用物不齐，缺一项扣 1 分	
	6. 检查水封瓶装置是否有效	3	未检查水封瓶扣 3 分	
操作中	7. 核对患者身份正确、解释得体	2	未核对患者身份、未解释扣 2 分	
	8. 协助患者取合适体位，手臂上举	5	未协助患者摆放体位扣 5 分	
	9. 挤压引流管，观察水柱	5	未挤压引流管扣 2 分 未观察水柱扣 3 分	
	10. 夹管（双夹），松固定	5	夹管方式不正确扣 5 分	
	11. 铺治疗巾	5	未铺巾扣 5 分	
	12. 用消毒棉球消毒胸导管与接管衔接处两遍	5	消毒方式不正确或少消毒扣 5 分	
	13. 第三只消毒棉球消毒固定	5	未消毒固定扣 5 分	
	14. 更换引流管、引流瓶、检查装置是否正确密封	5	未检查装置密封扣 5 分	
	15. 松止血钳，嘱患者咳嗽，观察水柱波动	5	未挤压胸管，观察水柱扣 5 分	
	16. 妥善固定，观察患者反应	5	未固定扣 5 分	
	17. 将引流瓶放于安全处，保持引流瓶低于胸腔 60～100 cm	5	未妥善安置引流瓶扣 5 分	

（续表）

项目	考核操作要点	标准分	评 分 细 则	扣分说明
操作后	18. 观察病情,观察水柱波动范围,引流情况	5	未观察病情、水柱波动和引流情况扣5分	
	19. 整理处理用物方法正确,洗手,记录	5	未处理用物、未洗手、未记录扣5分	
	20. 告知患者注意事项,指导活动与锻炼方法	5	未对患者进行宣教扣5分	
熟练程度	21. 动作轻巧、稳重、准确、安全	5	动作粗暴、不准确、不安全扣5分	
理论提问	22. 胸腔闭式引流的目的	5	理论回答少一条扣1分	
	23. 更换胸腔闭式引流瓶的注意事项	5	理论回答少一条扣1分	
总分		100	得分	

（王晶晶）

七、造口护理技术

实习护士小王在××医院实习，最近她在普外科实习，多次看到带教老师为患者进行造口护理，觉得非常新奇。经过自己私下努力，小王觉得自己也可以为患者进行护理。这天她向老师提出想自己为患者进行造口护理，在老师的帮助下，小王来到了患者身边，兴奋地开始了第一次操作。一阵阵的臭味熏得小王眉头紧皱，她加快了手上的动作，紧憋一口气一句话不说，想快点结束操作。只见小王动作加快，但是动作也重了，等到擦洗完毕，患者皮肤都微微发红，随便剪了造口袋就直接贴好，然后小王迅速收好东西就离开了患者床旁。处理完用物后，小王激动地跟老师说："老师，第一次换造口袋，好紧张，好臭，我都不敢呼吸了，还好我私下练过，速度快，一下就换完了。"但是老师却狠狠地批评了小王，认为小王这次操作完全失败。

【思考】

（1）你觉得新护士小王在操作中存在哪些问题？

（2）如何在工作中规范自身的行为？

【分析】

1. 主要存在的问题

● 在操作流程方面

（1）操作前、中、后均未与患者进行交流沟通。

（2）操作中动作粗鲁，患者皮肤受到损伤。

（3）未掌握造口袋的裁剪要求。

（4）操作后未观察造口及造口袋的情况。

（5）未告知造口相关注意点。

● 在行为规范方面

（1）新护士小王操作中的举止暴露出护理行为不规范。

（2）操作过程中无交流，表明新护士小王临床护理服务意识差。

2. 如何在工作中规范自身的行为

针对此案例分析，新护士不仅要熟练掌握操作技术，还要规范自身行为，还要培养自身的职业素养。造口患者因形象的紊乱，都会有自卑的心理，作为护理者需要抱有爱心为患者进行护理。

·目的·

（1）收集排泄物、观察其性质、量。

（2）清洗造口周围皮肤、减轻异味，增加患者的舒适感。

（3）保持造口周围皮肤的完整性，观察造口及周围皮肤情况，早期发现问题早期处理。

·操作流程及行为规范·

项　目	操 作 流 程	行 为 规 范
核对医嘱	操作者转抄执行单与医嘱单经办公班两人核对，确认无误	
评估	1. 评估患者或家属的自理能力，包括视力、体力、手的灵活度 2. 评估造口的类型、位置、造口袋粘贴的稳固性 3. 排泄物的量、性状	"您好！请问您叫什么名字？腕带给我看一下好吗？您的造口袋快满了，我们需要观察您的造口情况，并且需要重新更换一个新的造口袋，请您配合一下好吗？那我先检查一下造口周围皮肤及造口袋的情况。""好的，我去准备用物，一会儿来给您更换造口袋。"

（续表）

项　目	操 作 流 程	行 为 规 范
操作前准备	1. 护士准备：衣帽整洁，洗手、戴口罩 2. 物品准备：一件式造口袋1个或两件式造口袋1套、剪刀、造口量度尺、温水、柔软小毛巾、抽纸、垃圾袋1个。必要时备皮肤护肤粉、皮肤保护膜、防漏膏或防漏条 3. 环境准备：清洁舒适、光线充足	操作者自身、物品、环境准备符合要求
操作中	1. 携用物至床旁，双向核对患者信息，再确认患者身份 2. 协助患者舒适体位，操作者站在患者造口同侧，保护隐私 3. 揭除：将造口袋从患者皮肤上轻轻撕离 4. 清洗：用抽纸初步轻轻擦拭后，再用小毛巾沾水清洗造口及造口周围皮肤 5. 抹干：用抽纸抹干造口及造口周围皮肤，动手轻柔，防止损伤造口 6. 评估：评估造口及造口周围皮肤，是否出现并发症，如有及时处理 7. 测量：使用造口测量度尺测量造口大小 8. 剪裁：根据造口大小剪裁造口底盘 9. 粘贴：粘贴造口底盘时，使造口底盘能够紧贴在皮肤上 10. 夹上夹子，清理用物，记录排泄物性状、量、气味；造口周围皮肤情况、患者反应及接受度	"××您好！我现在要开始给您做造口护理了，现在给你床摇平，有什么不舒服及时告知我，好吗？因为造口需要一直伴随您，所以为了您出院后能够很好地自己进行护理，在操作过程中，我会一边做一边进行讲解步骤，您和您的家人一定要认真听，在出院前一定要学会，自己换一次哦！" "××您好！现在开始了，首先揭除造口袋，撕的时候一定要注意了，一定要一个手按压皮肤，一个手撕除造口袋，不可以用大力拉下来，清洗的时候就用温水就可以了，不要太热，常温就行，不要用任何消毒药水清洁，以免刺激皮肤。每次换造口袋时都要测量一下造口的大小，剪裁的时候一定不要太大，会让粪便刺激暴露的皮肤，也不可以太小，会反复摩擦造口引起出血，剪裁的大小比造口大小大2 mm就可以了。换好后观察造口袋有无漏液，排泄物的形状。"
整理	1. 整理床单位，协助患者取舒适体位 2. 分类处理用物 3. 洗手，处理医嘱	"××您好，造口袋更换好了，现在帮您整理床单位，您有什么需要，请按呼叫器，我会过来帮助您。再次谢谢您的配合。"

·**注意事项**·

（1）操作时应动作轻柔，避免损伤造口黏膜及周围皮肤。

（2）更换造口袋时应当防止袋内容物排出污染伤口。

（3）撕离造口袋时注意保护皮肤，防止皮肤损伤。

（4）注意造口与伤口距离，保护伤口，防止污染伤口。

（5）贴造口袋前一定要保证造口周围皮肤干燥。

（6）造口袋裁剪时与实际造口方向相反，不规则造口要注意裁剪方向。

（7）造口袋底盘与造口黏膜之间保持适当空隙（1～2 mm），缝隙过大粪便刺激皮肤易引起皮炎，过小底盘边缘与黏膜摩擦将会导致不适甚至出血。

（8）回肠造口患者及泌尿造口患者更换时最好选择早间未进食前，防止换的过程中排泄物不断排出，影响操作及粘贴。

（9）回肠造口患者及泌尿造口患者建议配合使用防漏膏，增加造口袋的粘贴度。

（10）造口袋中的收集物不要超过 1/3～1/2，及时清理。

（11）教会患者观察造口周围皮肤的血运情况，并定期手扩造口，防止造口狭窄。

附：造口护理考核标准（参考）

项目	考核操作要点	标准分	评分细则	扣分说明
仪表	1. 仪表端庄、服装整洁	5	衣帽不整齐，戴首饰，未穿护士鞋，浓妆艳抹，发现一处扣1分	
评估	2. 评估患者或家属的自理能力，包括视力、体力、手的灵活度	10	评估内容不全，漏评一项扣1分	
	3. 评估造口的类型、位置、造口袋粘贴的稳固性			
	4. 排泄物的量、性状			

（续表）

项目	考核操作要点	标准分	评 分 细 则	扣分说明
操作前	5. 洗手、戴口罩	5	未洗手、戴口罩扣1分	
	6. 检查备齐用物		用物不齐,缺一项扣1分	
操作中	7. 核对患者信息,摆体位	5	未摆体位,扣5分	
	8. 操作者站于造口同侧,暴露造口部位,必要时身体下铺上治疗垫,注意保护隐私	5	操作者站位不正确,扣5分	
	9. 揭除:将造口袋从患者皮肤上撕离	5	撕离过程中动作粗鲁,未注意保护皮肤,扣5分	
	10. 清洗:用抽纸初步轻轻擦拭后,再用小毛巾沾水清洗造口及造口周围皮肤	5	未先用纸巾擦拭污物,扣5分 清洗不彻底,仍然有污渍残留,扣5分	
	11. 抹干:有抽纸抹干造口及造口周围皮肤,动手轻柔	5	皮肤未擦干,扣5分	
	12. 评估:评估造口及造口周围皮肤,观察是否出现并发症	5	未对造口及周围皮肤进行评估,扣5分 对造口并发症的处理不当,扣5分	
	13. 测量:使用造口测量度尺测量造口大小	5	未进行测量,扣5分	
	14. 剪裁:根据造口大小剪裁造口底盘,大小一般比造口大2mm左右	5	剪裁过大或过小,扣5分	
	15. 粘贴:粘贴造口底盘时,使造口底盘能够紧贴在皮肤上	5	粘贴手法错误,扣5分	
	16. 夹上夹子,清理用物	5	清理用物不正确,扣5分	
	17. 记录排泄物性状、量、气味;造口周围皮肤情况、患者反应及接受度	5	记录内容,每漏一项,扣1分	

（续表）

项目	考核操作要点	标准分	评分细则	扣分说明
操作后	18. 洗手	5	未洗手扣5分	
健康教育	19. 操作中操作步骤详细仔细	5	操作中未详细介绍步骤，扣5分	
	20. 操作后健康宣教讲解详细	5	操作后未讲解健康宣教，扣5分	
理论提问	21. 造口护理注意事项	5	理论回答少一条扣1分	
总分		100	得分	

（黄　歆）

八、输液泵使用技术

案 例

护士小李在××医院实习，实习结束后留该院心内科工作，至今已经工作半年了。因心内科收治的大都是心脏不好的老年人，早上交班结束后，她像往常一样来到病房给患者进行输液。因为王奶奶前一天做了手术，第二天液体比较多，早上8：30小李在给王奶奶打完针输上液体之后，遵医嘱给王奶奶用输液泵25 ml/h慢慢滴注，因着急给其他患者输液，将500 ml的液体设置为250 ml/h泵入，写好输液卡就直接转身离开。在忙碌了一早上之后，差不多10：45，小李着急准备去吃饭。吃饭之前小李去病房巡视了一圈，王奶奶主诉她心率增快，呼吸困难，没办法，小李只好去把值班医生叫了过来，医生看了下患者的症状，觉得患者可能发了心衰，叫小李给患者再测个生命体征。此时小李一脸不开心，一边去拿血压计一边嘟囔着，烦死了，这个点搞事情，饭都没吃上，早知道液体不给她滴快，慢慢滴好了……

【思考】

（1）你觉得新护士小李在操作中存在哪些问题？

（2）如何在工作中规范自身的行为？

【分析】

1. 主要存在的问题

● 在操作流程方面

（1）护士小李对输液泵仪器的作用不清楚。

（2）操作后未再次核对患者信息。

（3）护士小李的工作责任心不强，临床做事不严谨。

（4）未告知使用输液泵相关注意点。

● 在行为规范方面

（1）护士小李违反了临床护理文明用语及行为规范。

（2）案例中表明护士小李临床护理服务意识差。

2. 如何在工作中规范自身的行为

针对此案例分析，新护士不仅要熟练掌握操作技术，还要对医疗仪器的作用及操作注意事项熟练掌握，知晓操作要点及可能出现的状况，减少护理不良事件的发生。科室同时要规范其行为，还要培养她的职业素养。

·目的·

（1）准确控制输液速度。

（2）使药物速度均匀。

（3）用量准确并安全地进入患者体内并发挥作用。

·操作流程及行为规范·

项　　目	操 作 流 程	行 为 规 范
核对医嘱	操作者转抄执行单与医嘱单经办公班两人核对，确认无误	
评估	1. 评估患者病情、配合程度、中心或外周静脉在位通畅度 2. 告知操作的目的、方法及注意点	"您好！请问您叫什么名字？腕带给我看一下好吗？由于您的病情需要，输液时需要由一个机器帮助控制速度，这样可以避免液体输注过快引发您的病情变化，请您配合一下好吗？好的，那我先看一下您的静脉通路情况，嗯，都好的，我去准备用物，一会儿来给您输液。"

（续表）

项　目	操　作　流　程	行　为　规　范
操作前 准备	1. 护士准备：衣帽整洁,洗手,戴口罩 2. 物品准备：液体、输液器、输液泵、酒精棉片、正压接头、静脉通路、洗手液等 3. 环境准备：清洁舒适、光线充足	操作者自身、物品、环境准备符合要求
操作中	1. 携用物至床旁,双向核对患者信息,再次确认患者身份 2. 协助患者舒适体位,保护隐私 3. 输液泵固定在输液架上,接通电源 4. 打开泵门,将茂菲氏滴管下端的输液管道的适当位置由上而下装到输液泵的卡子上,关上泵门,并打开输液器的螺旋夹 5. 打开输液泵背面的电源开关 6. 进行机器排气 7. 选择输液器、设置输液量、输液流速及每分钟滴速 8. 消毒静脉通路导管接头,连接输液管路 9. 按【启动键】开始输液 10. 观察患者反应并告知注意事项 11. 填写输液卡,记录护理文书	"××您好！现在开始给您输液了,您准备好了吗?" "××您好！现在输液泵已经为您连接好了,没有什么不舒服吧? 请不要随意活动输液的肢体,也不要随意改变我们调好的数值,如有不舒服情况出现及时告知,谢谢!"
整理	1. 整理床单位,协助患者取舒适体位 2. 分类处理用物 3. 洗手,处理医嘱	"××您好,输液泵用上去了,现在帮您整理床单位,您有什么需要,请按呼叫器,我会过来帮助您。再次谢谢您的配合。"

　·**注意事项**·

（1）正确设定输液速度及其他必须参数,防止设定错误延误治疗。

（2）特殊用药须有特殊标记,避光药物需用避光输液器。

（3）正在使用输液泵,每次更换液体应重新设置输液程序。使用中如需更改输液速度,则先按停止键,重新设置后再按启动键;若需打开泵门,无论排气泡、更换导管或撤离输液泵等,务必先将输液导管调节夹夹好,严防输液失控。

（4）保护阻塞传感器：不得用手或器械触碰阻塞探头,以免损坏阻塞传感器。

（5）注意观察穿刺部位皮肤情况，防止发生液体外渗，出现外渗及时给予相应处理。

（6）告知患者输液肢体不要进行剧烈活动。不要随意搬动输液泵或者调节滴速，保证用药安全。

（7）保持输液泵清洁：要经常对输液泵进行擦拭，保持输液泵的清洁，以免药液凝固影响机械的灵活性，以防药液对输液泵的侵蚀。

（8）解除报警法：

－气泡报警：先关闭静脉通道，打开泵门，排尽气泡，放妥导管，关闭泵门，开放静脉通道，启动输液。

－完成报警：再设置用量。

－阻塞报警：常因回血、管道扭曲、过滤器堵塞、调节器未打开，去除阻塞原因。

－泵门未关：关闭泵门。

－电池殆尽：装新电池或插上电源。

（9）根据产品说明使用相应的输液管道，持续使用时，每24小时更换输液管道。

（10）依据产品使用说明书制定输液泵维护周期。

附：输液泵的考核标准（参考）

项目	考核操作要点	标准分	评分细则	扣分说明
仪表	1. 仪表端庄、服装整洁	5	衣帽不整齐、戴首饰，未穿护士鞋，浓妆艳抹，一处扣1分	
评估	2. 病情做好解释	5	不了解患者病情、未交流扣5分	
	3. 输液处局部皮肤及血管情况	5	未评估输液处局部皮肤情况扣5分	

（续表）

项目	考核操作要点	标准分	评 分 细 则	扣分说明
操作前	4. 洗手、戴口罩	5	未洗手、戴口罩扣1分,用物不齐,缺一项扣1分	
	5. 备齐用物			
操作中	6. 认真查对医嘱	5	未核对医嘱扣5分	
	7. 患者体位舒适,安全	5	未协助患者摆放体位扣5分	
	8. 再次核对医嘱及输液治疗计划	5	未再次核对医嘱及输液治疗计划扣5分	
	9. 正确固定输液泵	5	未正确固定输液泵扣5分	
	10. 连接电源,输液管置于输液泵槽内	5	未连接电源、未将输液管置于输液泵槽内扣5分	
	11. 输液泵与输液器安装正确	5	输液泵与输液器安装不正确扣5分	
	12. 输液管连接管气体排尽	5	输液管连接管气体未排尽扣5分	
	13. 消毒、连接、固定正确	5	消毒、连接固定不正确扣5分	
	14. 正确设置输入总量(ml)、流量(ml/h)	5	未正确设置输入总量及流量扣5分	
	15. 调整输液泵,启动运行	5	未调整输液泵扣5分	
	16. 认真观察患者输液后反应	5	未认真观察患者输液后反应扣5分	
	17. 协助患者取舒适体位,整理床单位,宣教	5	未协助患者取舒适体位扣5分	
操作后	18. 整理处理用物方法正确,洗手记录	5	未处理用物、未洗手扣5分	
评价	19. 操作顺序正确、节力	5	操作顺序不正确扣5分	
	20. 患者无不适反应	5	未观察患者反应扣5分	

（续表）

项目	考核操作要点	标准分	评 分 细 则	扣分说明
理论提问	21. 使用输液泵的注意事项	5	理论回答少一条扣 1 分	
	22. 使用输液泵的目的			
总分		100	得分	

（蒋卓娟）

九、营养泵使用技术

案 例

护士小盂是该院今年新进护士,在监护室正式工作已有 3 个月,对监护室的基础护理及简单仪器的操作均有一定的掌握。一天一位 72 岁重症肺炎的患者,患者神志清楚,经鼻气管插管,接呼吸机辅助通气,医生开启肠内营养 1 000 ml 胃管入。小盂与药疗班双人核对医嘱后,自行准备物品后到该患者床旁进行喂养。小盂到床旁叫了声:"3 床我现在要给你胃管里输营养液,你配合一下。"之后,小盂用温开水冲管后直接连接营养泵管进行肠内营养,设置营养速度为 80 ml/h,输注 90 分钟后患者主诉腹胀,暂停肠内营养泵入……

【思考】

(1) 你觉得新护士小李在操作中存在哪些问题?

(2) 如何在工作中规范自身的行为?

【分析】

1. 主要存在的问题

● 在操作流程方面

(1) 护士违反了操作中身份识别制度及腕带"识别"标示管理制度,不应以床号作为患者身份识别的依据。

(2) 护士在此项操作中,操作前未对患者腹部进行体检,未判断胃管在胃内情况。

(3) 护士未给予肠内营养喂养时的体位。

(4) 该护士未根据患者的营养剂量合理设置输注速度。

● 在行为规范方面

(1) 护士小盂语言生硬,不符合护理文明用语。

（2）案例中表明护士小盂临床护理服务意识差。

2. 如何在工作中规范自身的行为

（1）做任何操作时，身份识别与腕带"识别"标示管理制度放在首位。护士在做任何操作时，应同时使用两种患者身份识别的方法确认患者身份，如姓名、年龄、出生年月、性别、住院号、条形码等（禁止仅以房间号或床号作为识别的唯一依据）。不要流于形式查对，守住临床安全最底线。

（2）认真学习各项操作规范，熟练各项操作流程，规范自身行为，提升专业技能。

（3）掌握专业护理知识，临床正确执行，细微的临床观察，确保患者治疗及护理顺利实施。

（4）同时对每位新护士入院都必须进行操作及礼仪培训，不但要规范她们的行为，还要培养她们的职业素养。

· **目的** ·

（1）保持匀速，维持持续性喂养。

（2）对长期卧床昏迷患者，泵喂养可减少恶心呕吐、腹胀、腹泻的发生；对危重症患者泵喂养可减少反流误吸的发生，有效降低 VAP 的发生率。

· **操作流程及行为规范** ·

项 目	操 作 流 程	行 为 规 范
核对医嘱	操作者转抄执行单与医嘱单经办公班两人核对，确认无误	
评估	1. 核对患者的住院号、姓名，向患者解释 2. 评估胃管固定及胃潴留情况 3. 评估患者腹部情况（腹痛、腹泻、腹胀等）	"您好！请问您叫什么名字？腕带给我看一下好吗？由于您病情需要插管接呼吸机辅助呼吸，不能经口进食，为了保证您的营养，现在要从胃管给您输注，先让我用空针抽吸胃液看看有没

（续表）

项　目	操　作　流　程	行　为　规　范
评估		有潴留及判断在胃情况好吗？我现在把床摇平，再让我检查一下您的腹部情况好吗？来，双腿屈膝向上撑起来便于检查腹部情况。”
操作前准备	1. 护士准备：衣帽整洁，洗手、戴口罩 2. 物品准备：营养液、营养泵、营养泵管、一次性空针 20 ml、温开水、手电筒、别针、纱布 1 块，必要时备压舌板、听诊器、弯盘 3. 环境准备：清洁舒适、光线充足	操作者自身、物品、环境准备符合要求
操作中	1. 协助患者取舒适体位 2. 固定营养泵于输液架上旋紧（与静脉输液分开悬挂） 3. 连接外接电源并开启仪器，悬挂营养液至输液架 4. 将营养泵管安装至仪器中 5. 进行机器排气 6. 合理设置输注速度 7. 温开水冲管，启动营养泵观察患者输注反应，有无恶心呕吐、腹胀、腹泻、腹痛等 8. 清醒患者告知仪器使用目的及注意事项，取得配合 9. 告知患者及家属，仪器界面不宜随意调节	“××您好！现在给您输注营养液了，一会使用一个机器帮助输入，这样可以控制每小时输注的速度，防止输入过快引起您的胃肠道不适，请配合一下好吗？谢谢！” “××，您好！现在肠内营养液通过营养泵匀速输入中，输注期间有什么不适请及时告知。仪器上的按键不要随意调节。”
整理	1. 整理床单位，协助患者取舒适体位 2. 分类处理用物 3. 洗手，处理医嘱	“××您好！肠内营养液已经输注上了，现在帮您整理床单位，您有什么需要，请按呼叫器，我会过来帮助您。再次谢谢您的配合。”

·注意事项·

（1）评估患者胃管位置及是否通畅，根据胃肠营养泵选择合适的胃肠营养袋并正确连接。

（2）注意观察患者反应及有无胃内潴留等并发症,每 4 小时冲洗胃管。用至少 20 ml 温开水冲洗胃管,以免堵塞胃管。

（3）仔细记录胃肠泵内营养液的输注量、速度、浓度以及配制方法。

（4）加强口腔护理,预防并发症。启动胃肠泵时一定要预置好输液速度。

（5）观察胃肠营养泵运转情况,鼻饲液温度控制在 38～40℃。

（6）如需经胃管入药液,应暂停营养泵。灌注药液前先核对药物,确认准确无误再研碎,用温开水溶解后灌入胃内。

附:营养泵的使用考核标准(参考)

项目	考核操作要点	标准分	评 分 细 则	扣分说明
仪表	1. 仪表端庄、服装整洁	3	衣帽不整齐,戴首饰,未穿护士鞋,浓妆艳抹,发现一处扣 1 分	
评估	2. 患者病情、意识状态、合作程度	2	不了解患者病情、未交流、解释取得合作扣 1 分	
	3. 正确判断胃管在胃情况	5	判断胃管在胃方法不正确扣 5 分	
	4. 正确判断胃潴留	5	未判断胃潴留扣 5 分	
	5. 腹部评估手法正确	5	腹部未评估或评估手法不正确扣 5 分	
操作前	6. 洗手、戴口罩	5	未洗手、戴口罩扣 1 分	
	7. 检查备齐用物,检查仪器性能		用物不齐,仪器未查,缺一项扣 1 分	
操作中	8. 核对正确、解释得体	5	未核对医嘱扣 5 分	
	9. 协助患者取合适体位(床头抬高 30°～45°)	5	未协助患者摆放体位扣 5 分	
	10. 固定营养泵于输液架上旋紧(与静脉输液分开悬挂)	5	未分开悬挂扣 5 分	

(续表)

项目	考核操作要点	标准分	评 分 细 则	扣分说明
操作中	11. 连接外接电源（内部电源在检查转运或突发停电时使用），打开电源开关	5	电源未连接扣5分	
	12. 再次核对，将营养液悬挂于输液架上	5	未再次核对扣5分	
	13. 正确安装营养泵管至营养泵中	5	营养泵管安装不正确扣5分	
	14. 进行仪器自动排气	5	未排气扣5分	
	15. 根据喂养量合理设置速度	5	速度设置不合理扣5分	
	16. 冲洗胃管，启动营养泵	5	未冲洗管路或未开启营养泵扣5分	
	17. 固定导管，告知肠内营养注意事项	5	固定导管不正确或未告知注意事项扣5分	
	18. 协助患者取舒适体位	5	未协助摆放体位扣5分	
	19. 观察病情、关爱患者、应变能力良好	5	操作过程中未做到灵活应变，发现病情能力弱扣5分	
操作后	20. 整理处理用物方法正确	3	未正确处理用物扣3分	
	21. 洗手记录	2	未洗手记录扣2分	
评价	22. 操作轻柔稳重、安全准确、口腔清洁无臭无垢	5	动作粗暴、不准确、口腔清洁不干净扣5分	
理论提问	23. 肠内营养泵使用的目的	5	理论回答少一条扣1分	
	24. 肠内营养泵使用注意事项		理论回答少一条扣1分	
总分		100	得分	

（俞荷花）

十、腹围测量技术

案 例

　　住消化科的朱大爷,56 岁,两年前因无明显诱因出现乏力、食欲减退,当时未引起注意,两年来自觉上述症状逐渐加重。3 个月前患者感腹胀加重,食欲减退,尿量减少,肝病面容,前胸面颈见数枚蜘蛛痣,双手剑肝掌,全身皮肤黏膜巩膜黄染,腹壁静脉曲张,患者直立时下腹部饱满,移动浊音(＋),门诊以"肝硬化失代偿期"收治入院。工作一年的护士小张遵医嘱予患者测腹围,小张经双人核对医嘱后,备齐用物并认真核对患者信息无误后,立即对患者进行腹围量测。第一天 10:00 及 15:00 测量时予患者平卧位,第二天 10:30 及 14:30 测量予患者站立位。这时患者提出疑问:"昨天是让睡着量的,今天要我站着量,准不准啊?"护士小张不开心地说道:"你怎么这么多疑啊,不都是测量肚子一周,有什么区别,你想多了。"患者不再说话……

【思考】

(1)你觉得新护士小王在操作中存在哪些问题?

(2)如何在工作中规范自身的行为?

【分析】

1. 主要存在的问题

● 在操作流程方面

(1)操作前未及时评估患者病情及膀胱充盈情况。

(2)未正确掌握腹围测量的操作规范,每次测量的时间及体位不一致,易导致操作产生的数值发生偏差,误导临床医疗的判断。

（3）未对操作要点充分掌握。

● 在行为规范方面

（1）护士小张在临床中违反护士文明礼仪规范用语。

（2）未给予患者隐私保护，未体现爱伤观念。

2．如何在工作中规范自身的行为

（1）做任何操作时，操作前均要做好解释沟通，让患者知晓所进行操作的目的及配合事项，才能保证操作的顺利开展，提高操作的规范性及准确性。在给患者进行暴露性治疗、护理、处置等操作时，应加以遮挡或避免无关人员探视，保护患者隐私。测量腹围时患者呈吸气和呼气状态均可，但应该注意每次都以同样时间、体位、部位、方法测量，要么都在吸气状态下测量，要么都在呼气状态下测量。否则，测量结果就会失去参考意义。

（2）同时对其加强操作及礼仪培训，不但要规范其行为，还要培养她的职业素养。

· 目的 ·

（1）通过定时监测尿量、腹围和体重可以帮助观察腹水的消退情况。

（2）定时监测尿量、腹围和体重可以帮助观察利尿剂的利尿效果和帮助调整利尿剂的种类和剂量。

（3）除以上目的外，孕检测量腹围目的是间接观察宝宝的生长情况是否正常，腹围的测量可以判断妊娠的月份或周数，间接估计胎儿的体重等，同时这种检查也可对胎儿宫内发育迟缓、羊水过多、巨大胎儿等异常情况作出判断。

· 操作流程及行为规范 ·

项　目	操 作 流 程	行 为 规 范
核对医嘱	操作者转抄执行单与医嘱单经办公班两人核对，确认无误	

（续表）

项　目	操　作　流　程	行　为　规　范
评估	1. 评估每天采取同一卧位、部位、姿势,是否每天同一时间 2. 评估患者膀胱充盈情况(必要时嘱患者排尿) 3. 告知腹围测量操作的目的及配合要点	"您好! 请问您叫什么名字? 腕带给我看一下好吗? 由于您病情需要现要为您进行腹围测量,我现在把床摇平,让我检查一下您的腹部情况好吗? 我按下时有没有想要解小便,如有请在我操作前先排尿好吗?"
操作前准备	1. 护士准备:衣帽整洁、洗手、戴口罩 2. 物品准备:软皮尺 3. 环境准备:环境安静、整洁	操作者自身、物品、环境准备符合要求
操作中	1. 携用物至床旁,双向核对患者信息,再确认患者身份 2. 拉窗帘,保护隐私 3. 协助患者取舒适体位 4. 指导患者缓慢呼吸 5. 拉起衣服,注意保暖 6. 肚脐为准,水平绕腹一周 7. 记录呼吸末腹围数值 8. 测得数值与上次进行对比相差值 9. 告知腹围测量相关事项 10. 整理被服,注意保暖	"××,您好! 我现在开始给您测量腹围,如有不舒服及时告知我,谢谢。"(测量中密切观察患者反应) "××,您好! 现在腹围已经测量结束,谢谢您的配合,我会将此次测量的结果及时跟医生进行汇报,您安心!"
整理	1. 协助患者取舒适体位 2. 分类处理用物 3. 洗手,处理医嘱	"××,您好! 我现在测量好了,我去汇报医生,如果有需要,请及时按铃,我也会定时巡视病房的,再次谢谢您的配合。"

·注意事项·

（1）测量时候应该穿较为轻薄服装而不要厚重的服装,不太紧或太松,以免影响测量准确度。

（2）身体自然站立,呼吸自然,放松腹部,手臂也在身旁自然下垂。

（3）测量时要始终确认是从 0 刻度开始测量(听起来容易,不过,这是一种常见的错误,特别是胸部和腰部测量)。

（4）当使用布卷尺横向人体测量时,确保布卷尺围成的环形平行于地面,不倾斜。

（5）测量长度不在刻度间的刻度,调整至最靠近的半格刻度。

附：腹围测量考核标准（参考）

项目	考核操作要点	标准分	评分细则	扣分说明
仪表	1. 仪表端庄、服装整洁	5	衣帽不整齐、戴首饰,未穿护士鞋,浓妆艳抹,发现一处扣1分	
评估	2. 患者病情、意识状态、合作程度	5	不了解患者病情、未交流、解释取得合作扣1分	
	3. 患者之前测量腹围值,评估每天采取同一卧位、部位、姿势,是否每天同一时间	5	判断不同一卧位、部位、姿势或同一时间各扣5分	
	4. 评估患者膀胱充盈情况（必要时嘱患者排尿）	5	未评估膀胱充盈度扣5分	
操作前	5. 洗手、戴口罩	5	未洗手、戴口罩扣1分 用物不齐,缺一项扣1分	
	6. 环境：整洁明亮			
	7. 按需准备好用物			
操作中	8. 核对正确、解释得体	5	未核对医嘱扣5分	
	9. 拉床帘,保护患者隐私	5	未拉床帘扣5分	
	10. 协助患者取合适体位（平卧位）	5	未协助患者摆放体位扣5分	
	11. 指导患者缓慢呼吸	5	未嘱患者放松呼吸扣5分	
	12. 将患者衣服拉起,注意保暖及保护隐私	5	未保暖及保护隐私扣5分	
	13. 将皮尺沿脐部绕腹部一周,松紧适宜	5	测量部位不正确扣5分	
	14. 记录患者呼吸末的腹围数值	5	未在呼吸末测量扣5分	

（续表）

项目	考核操作要点	标准分	评　分　细　则	扣分说明
操作中	15. 观察测得数值与上次数值相差值,是否相符	5	未进行较前对比扣5分	
	16. 整理患者被服,注意保暖	5	未保暖扣5分	
	17. 告知腹围测量相关事项	5	未告知相关事项扣5分	
	18. 再次核对患者	5	未核对患者信息扣5分	
	19. 协助患者取舒适体位	5	未协助摆放体位扣5分	
	20. 观察病情、关爱患者、应变能力良好	5	操作过程中未做到灵活应变,发现病情能力弱扣5分	
操作后	21. 整理处理用物方法正确	1	未处理用物扣1分	
	22. 洗手记录	1	未洗手扣1分	
评价	23. 操作轻柔稳重、安全准确	1	动作粗暴、不准确扣1分	
	24. 操作中病情观察与交流	2	无病情观察与交流扣2分	
理论提问	25. 腹围测量的人群范围	5	理论回答少一条扣1分	
	26. 腹围测量的注意事项		理论回答少一条扣1分	
总分		100	得分	

（俞荷花）

十一、化疗泵使用技术

案例

护士小李在××医院实习,实习结束后留在了该医院肿瘤科工作,在该科室工作已有半个月了。今天如往常一样忙碌,化疗的患者很多。2床的王阿姨今天也化疗了,她的方案是艾恒＋CF＋5FU＋5FU泵,护士小李很开心为王阿姨进行输液,到床旁立即对2床王阿姨说:"王阿姨,今天是为我您服务。"王阿姨立即说道:"你的教员怎么没来?"护士小李脸色立即改变,说道:"王阿姨你什么意思啊,对我的技术不放心,我的技术都是跟教员学的,你这样说也是对教员技术也不放心。"王阿姨立即表示不是这个意思。随后,护士小李为王阿姨进行化疗泵操作,在操作中未与王阿姨交流,做完操作立即为下一个患者进行操作。2小时后,王阿姨按铃,其他教员过去后发现,化疗泵未打开,液体未输入进去。教员立即对王阿姨进行道歉,更新检查化疗泵后为王阿姨进行输注。事后教员找到护士小李说了事情的严重性,护士小李表示以后不会这样了……

【思考】

(1)你觉得新护士小李在操作中存在哪些问题?

(2)如何在工作中规范自身的行为?

【分析】

1.主要存在的问题

● 在操作流程方面

(1)操作前未及时向患者及家属介绍操作目的,介绍化疗泵的作用。

(2)操作时未执行查对及患者身份识别制度。

（3）对化疗泵仪器操作不熟练。

（4）在操作过程中未与患者交流,未告知化疗泵的相关注意事项。

● 在行为规范方面

（1）护士小李在与患者沟通时违反护士文明礼仪行为规范。

（2）操作中未与患者交流,未体现护士的人文关怀。

2. 如何在工作中规范自身的行为

（1）化疗泵是肿瘤科常见的输液器具,新护士应熟悉科室使用仪器的目的、操作方法及常见故障的排除,据医嘱及病情需要使用各类仪器并正确设置各参数,如果遇到不熟悉或不会使用的仪器,不能不懂装懂,要虚心向老师请教,切不可擅自调节,给患者造成伤害。

（2）同时对其加强操作及礼仪培训,不但要规范其行为,还要培养她的职业素养。

·目的·

（1）可达到维持药物有效的血药浓度,持续杀灭肿瘤细胞。

（2）可延长给药时间,杀灭不同时段进入增殖期的肿瘤细胞。

（3）延长药物与肿瘤的接触时间,增强药物的疗效。

（4）降低化疗药物的毒副作用。

·操作流程及行为规范·

项　目	操作流程	行　为　规　范
核对医嘱	操作者转抄执行单与医嘱单经办公班两人核对,确认无误	
评估	1. 患者病情、年龄、意识状态、静脉情况及认知程度 2. 药物的性质、作用及不良反应 3. 患者对药物的了解程度及心理反应 4. 告知化疗泵使用的目的及注意事项	"您好！请问您叫什么名字？腕带给我看一下好吗？医生应该和您说过,您的化疗方案需要上一个维持48小时的化疗泵,控制滴速以保证用药安全的合理,请您配合一下好吗？"

（续表）

项　目	操　作　流　程	行　为　规　范
操作前准备	1. 护士准备：洗手、戴口罩 2. 物品准备：防护衣、口罩、帽子、聚乙烯手套、乳胶手套、护眼镜、污物专用袋及锐器盒、防护垫、无菌治疗盘、无菌方纱、药物、注射器(20 ml/10 ml)、大针头、安尔碘、酒精、棉签、砂轮、化疗泵、粘贴纸 3. 环境准备：安静、整洁,光线充足	操作者自身、物品、环境准备符合要求
操作中	1. 携用物至床旁,双向核对患者信息,再确认患者身份 2. 患者体位舒适、安全 3. 再次核对医嘱及化疗治疗计划 4. 正确操作化疗泵 5. 连接电源,化疗药物与机器连接 6. 排尽空气 7. 消毒、连接、固定正确 8. 正确设置输入总量(ml)、流量(ml/h)调整化疗泵,启动运行 9. 认真观察患者输注后的反应	"××您好！用物都准备好,这样的体位舒适吗? 那我们开始了。" "××,您好！我现在开始给您上化疗泵了,没有任何痛感,您不必紧张,请您配合我一下！" "××您好！我现在已帮您把化疗泵连接好了,没有什么不舒服吧? 请您注意不要折到输液的管路,也不要随意改变我们调节好的数值。"
整理	1. 协助患者取舒适体位 2. 分类处理用物 3. 洗手,处理医嘱	"××,您好！化疗泵连接好了,现在正常运行中,如有什么不舒服及时告知。如果需要,请及时按铃,我也会定时巡视病房的,再次谢谢您的配合。"

· 注意事项 ·

（1）加药量不超过化疗泵的规格量。

（2）正确设定输液速度及其他需要设置的参数,防止设定错误延误治疗。

（3）护士随时查看化疗泵的工作状态,及时排除报警、故障,防止液体输入失控。

（4）使用中如需更改输液速度,则先按停止键,重新设置后再按启动键。

（5）对使用化疗泵的患者做好班班床旁交班,各班及时巡视,交接起始时间，预计结束时间。

附：化疗泵使用考核标准（参考）

项目	考核操作要点	标准分	评分细则	扣分说明
仪表	1. 仪表端庄、服装整洁	5	衣帽不整齐，戴首饰，未穿护士鞋，浓妆艳抹，发现一处扣1分	
评估	2. 了解患者病情、做好解释	5	不了解患者病情、未交流、解释取得合作扣5分	
	3. 输液处局部皮肤及静脉通路情况	5	未评估静脉通路扣5分	
操作前	4. 洗手、戴口罩	5	未洗手、戴口罩扣1分	
	5. 检查备齐用物		用物不齐，缺一项扣1分	
操作中	6. 认真查对医嘱	5	未核对医嘱扣5分	
	7. 患者体位舒适、安全	5	未协助患者摆放体位扣5分	
	8. 再次核对医嘱及化疗治疗计划	5	未再次核对医嘱扣5分	
	9. 正确操作化疗泵	5	操作方法不正确扣5分	
	10. 连接电源，化疗药物与机器连接	5	连接方法不正确扣5分	
	11. 排尽空气	5	未排尽空气扣5分	
	12. 消毒，连接、固定正确	5	未消毒扣2分 连接固定不正确扣3分	
	13. 正确设置输入总量（ml）、流量（ml/h）	10	设置参数不正确扣10分	
	14. 调整化疗泵，启动运行	5	未调整扣5分	
	15. 认真观察患者输注后的反应	5	操作过程中未观察患者反应扣5分	
	16. 协助患者取舒适体位，整理床单位，交代注意事项，宣教	5	未整理床单位、未协助摆放体位扣5分	

（续表）

项目	考核操作要点	标准分	评分细则	扣分说明
操作后	17. 整理处理用物方法正确，洗手记录	5	未处理用物，未洗手扣5分	
评价	18. 操作顺序正确节力、安全准确	5	操作顺序不正确扣5分	
	19. 患者无不适反应	5	未观察患者反应扣5分	
理论提问	20. 使用化疗泵的注意事项 21. 使用输液泵的目的	5	理论回答少一条扣1分	
总分		100	得分	

（王　燕）

十二、植入式静脉输液港(PORT)维护技术

案 例

护士小胡是一名新护士,刚被分配在某三甲医院血液科工作,在责任组长刘老师带教下熟悉责任护士工作。早晨一位患者告知小胡她置的输液港(PORT)今天需要维护了,小胡刚参加工作没多久,听说过PORT但没有实际操作过,于是就告知患者这个输液港要到门诊维护,病房不管。

【思考】

(1)你觉得新护士小胡在操作中存在哪些问题?

(2)如何在工作中规范自身的行为?

【分析】

1.主要存在的问题

● 在操作流程方面

(1)责任护士对所分管患者的静疗情况不熟悉,对于患者的PORT维护时间匆忙交班。

(2)对PORT的维护操作流程不知晓。

● 在行为规范方面

(1)没有做到首诊负责制,将患者推诿到门诊。

(2)对待患者态度冷漠,不能从患者实际出发解决问题。

2.如何在工作中规范自身的行为

(1)小胡因没有接受过PORT维护培训,未取得PORT维护的资质,故此不能独立给患者维护PORT,但也不能随意推诿住院患者到门诊维护。

　　（2）各科应培养具备静疗相关操作资质的资深护士承担操作，必要时请静疗专科护士会诊，进行临床操作并指导。该院应建立新护士操作规范，并根据操作的难易度分阶段培训，如 PORT 维护等操作应经过专业培训，通过临床操作考核，取得资质后方可独立操作。

　　（3）各科室应有经过专业培训的护士确保临床静疗护理需求。

·目的·

　　（1）正确的 PORT 维护，可以减低患者血流感染的发生率。

　　（2）正确的 PORT 维护，维持长期静脉治疗，减轻患者穿刺疼痛刺激，提高患者的就医舒适感。

·操作流程及行为规范·

项　目	操　作　流　程	行　为　规　范
核对医嘱	操作者转抄执行单与医嘱单经办公班两人核对，确认无误	
评估	1. 患者病情、年龄、意识状态及配合程度 2. 评估输液港体及导管连接口、穿刺点及周围皮肤情况、触摸到输液港及导管连接口所在位置、确定港体无翻转 3. 告知维护的目的及注意事项	"您好！请问您叫什么名字？腕带给我看一下好吗？到了 PORT 管维护时间，我现在看看穿刺点及周围皮肤情况，请配合一下好吗？这边疼不疼，嗯，穿刺点及周围皮肤无红肿疼痛，我去准备用物，请稍等一会。"
操作前准备	1. 护士准备：洗手、戴口罩 2. 物品准备：换药包、洗必泰棉球、酒精棉球、透明敷贴、无菌纱布块、胶布、洞巾、蝶翼针、正压接头、剪刀、20 ml 注射器、无菌生理盐水 100 ml 等 3. 环境准备：安静、整洁，光线充足	操作者自身、物品、环境准备符合要求

（续表）

项　目	操　作　流　程	行　为　规　范
操作中	1. 携用物至床旁，双向核对患者信息，再确认患者身份，患者体位舒适、安全 2. 打开护理包，戴无菌手套，预冲无损伤针，抽吸冲管液（0.9%生理盐水20 ml）、封管液（100 U/ml肝素钠封管液5 ml） 3. 以输液港体处皮肤为中心消毒皮肤（15 cm×15 cm）并自然待干，铺无菌洞巾 4. 插针时，嘱患者深吸气后屏住呼吸，一手以拇指、食指、中指固定注射座（勿过度绷紧皮肤），另一手持无损伤专用针快速垂直穿刺入注射座的中心部位，直到针头触及储液槽的底部（针尖斜面背对导管连接口） 5. 抽回血2～3 ml，夹管，弃去，并用酒精棉片消毒输液接口 6. 接0.9%生理盐水20 ml的注射器脉冲式冲管，夹管并用酒精棉片消毒输液接口 7. 用100 U/ml肝素钠封管液5 ml正压封管（≥10 ml注射器） 8. 嘱患者深吸气后屏住呼吸，用无菌纱布压住穿刺部位的同时拔除针头（检查针头是否完整） 9. 去除洞巾 10. 穿刺点压迫无菌纱布后透明敷贴无张力贴敷，24小时去除透明敷贴	"××您好！您今天要PORT维护，为了方便消毒和操作，请解开上衣上面两颗扣子好吗？我们会拉上帘子保护您的隐私。" "××您好！给您插针的时候稍微有一点疼，但您不用紧张，我会尽量轻柔的。请您按照我说的配合我好吗？来，请深吸气后屏住呼吸。" "我已帮您做好PORT维护，您的输液港是通畅的，您现在有什么不舒服吗？穿刺点处有瘙痒不要手抓，可以告诉我，我会帮您消毒，如果穿刺点有明显疼痛感，立即告知我，谢谢。"
整理	1. 协助患者取舒适体位 2. 分类处理用物 3. 洗手，处理医嘱	"我现在维护好了，如果有需要，请及时按铃，我也会定时巡视病房的，再次谢谢您的配合。"

·注意事项·

（1）维护前全面评估：患者的配合度，港体及导管连接口有无异常？港体有无翻转？周边皮肤有无皮损。

（2）宜使用PORT专用的无损伤针及专用维护包，由静疗专业护士或经过专业培训的护士进行操作。

（3）穿刺及维护时应选合适的皮肤消毒剂，宜选用2%葡萄糖酸氯己定乙醇溶液(年龄<2个月的婴儿慎用)、有效碘浓度不低于0.5%的碘伏或2%碘酊溶液和75%酒精。

(4)消毒时应以穿刺点为中心擦拭,至少消两遍或遵循消毒剂使用说明书,待自然干燥后方可插针粘贴敷料。

(5)插针时,需用拇指、食指、中指三个手指固定注射座,切忌过度绷紧皮肤。

(6)无损伤专用针需垂直穿刺入注射座的中心部位,直到针头触及储液槽的底部,避免暴力插针,插针后不要随意移动针头,以免损伤泵体。

(7)冲管时需将针尖斜面背对导管连接口。

(8)非耐高压PORT冲封管应使用≥10 ml注射器或一次性专用冲洗装置,如果遇到阻力或者抽吸无回血,应进一步确定导管的通畅性,不应强行冲洗导管。

(9)应采用脉冲式冲管,正压封管操作手法,选用100 U/ml肝素钠封管液5 ml封管。

(10)拔针后检查无损伤针的完整性。

(11)治疗间歇期每4周维护一次,使用期间无损伤针每7 d更换一次,若穿刺点部位发生渗液、渗血时应及时更换敷料,穿刺部位的敷料发生松动、污染等完整性受损时应立即更换,若输液接头内有血液残留、完整性受损或取下后,应立即更换。

附：PORT 维护的考核标准(参考)

项目	考核操作要点	标准分	评分细则	扣分说明
仪表	1. 仪表端庄、服装整洁	5	衣帽不整齐,戴首饰,未穿护士鞋,浓妆艳抹,发现一处扣1分	
解释评估	2. 解释操作目的	5	未交流、未解释扣5分	
	3. 评估患者病情、意识状态、合作程度、输液港体、导管连接口、穿刺点及周围皮肤情况	5	评估不全或不准扣5分	

（续表）

项目	考核操作要点	标准分	评 分 细 则	扣分说明
操作前	4. 洗手、戴口罩	5	未洗手、戴口罩扣2分 用物不齐,注射器准备不全、冲管液、封管液准备错误扣2分	
	5. 检查备齐用物			
操作中	6. 评估输液港及连接口位置	5	未触及输液港及连接口位置5分	
	7. 评估穿刺点	5	未评估穿刺点,询问患者情况扣5分	
	8. 皮肤消毒	9	穿刺点皮肤消毒范围不正确扣3分 手法不正确扣3分 消毒液选择不正确扣3分	
	9. 手消毒	5	未进行手消毒或消毒时机不正确扣5分	
	10. 固定港体手法正确	5	未三点固定港体扣3分 皮肤过度绷紧扣2分	
	11. 插针手法正确	10	未在穿刺入注射座的中心部位扣4分 未垂直进针扣4分 针尖斜面未背对导管连接口扣2分	
	12. 冲封管手法正确	15	未抽回血扣3分 未夹闭夹子扣2分 未脉冲生理盐水或脉冲手法错误扣3分 未夹闭夹子扣2分 未用肝素钠封管液正压封管或封管液浓度、剂量及封管方法错误扣5分	
	13. 拔针手法正确	9	未垂直拔针扣3分 未检查针头完整性扣3分 未用无菌纱布压迫及透明敷贴覆盖扣3分	

（续表）

项目	考核操作要点	标准分	评 分 细 则	扣分说明
操作后	14. 整理处理用物方法正确、洗手记录	3	用物未处理或处理错误、未洗手记录扣3分	
	15. 交代注意事项及宣教	4	未交代注意事项、宣教扣4分	
评价	16. 操作轻柔稳重、安全准确	5	动作不规范，操作漏项扣5分	
理论提问	17. PORT插针注意事项	5	理论回答少一条扣1分	
	18. 常用消毒液是什么及使用方法			
总分		100	得分	

（钱小洁）

十三、经外周静脉置入中心静脉
导管(PICC)维护技术

案例

　　护士小李刚到××医院肿瘤病房工作,暂时由责任组长朱老师带教,学习责任护士的相关工作。一天早上,朱老师带着小李正忙着收入院患者,患者丁××露出了 PICC 导管询问:"护士小姐,我的这个 PICC 导管贴膜卷起来了,要紧吗?"朱老师看了以后说:"丁阿姨,您的 PICC 贴膜虽然时间还未到 7 天,但卷边了,需要更换了,待会儿我忙完给您换,正好换完做治疗。"小李想到曾经见过朱老师换过,自以为不难,为了早点帮老师完成工作,便不声不响准备了用物,直接到床边准备给患者做 PICC 维护。朱老师看着小李端个治疗盘进了病房,就跟了进去,看到小李正在撕除患者的贴膜。站在一旁的朱老师轻轻叫停了小李,紧接着就对患者说:"丁阿姨,我来帮您看看吧。"

【思考】

(1) 你觉得护士小李在操作中存在哪些问题?

(2) 如何在工作中规范自身的行为?

【分析】

1. 主要存在的问题

● 在操作流程方面

(1) 小李没有进行专科培训,未取得相应资质不可独自进行操作。

(2) 操作前未按要求洗手戴口罩。

(3) 操作前未评估患者病情,解释操作目的,核对患者身份。

● 在行为规范方面

新护士带教期间不可独自进行治疗性操作。

2. 如何在工作中规范自身的行为

（1）小李刚到肿瘤科病房工作，目前还处于带教期间，首先要明确自己的合法身份，在对患者实施治疗性操作时，只有在带教老师的指导下方可进行，不能脱离老师私自操作。

（2）PICC 导管维护看似简单，实则是一项专业性较强的操作，只有经过专科培训，掌握 PICC 基本知识，了解静脉治疗新理念、无菌观念与无菌操作、导管的维护方法、常见并发症及处理，并从理论知识到操作技能进行考核，合格后才能在临床进行的实际操作。

·要求·

（1）操作者应经过专科培训取得相应资质后方可操作。

（2）无菌透明敷料每 7 天应更换一次。

（3）无菌纱布敷料每 2 天更换一次。

（4）若穿刺点发生渗液、渗血时应及时更换敷料。

（5）穿刺部位的敷料发生松动、污染等完整性受损时应立即更换。

（6）应每日观察穿刺点及周围皮肤的完整性。

·操作流程及行为规范·

项　目	操 作 流 程	行 为 规 范
核对医嘱	操作者转抄执行单与医嘱单经办公班两人核对，确认无误	
评估	1. 患者病情、年龄、意识状态及配合程度 2. 评估导管的穿刺点、皮肤、外露刻度 3. 必要时测量置管手臂臂围并与前期臂围比较 4. 告知维护的目的及注意事项	"您好！请问您叫什么名字？腕带给我看一下好吗？您的贴膜有一些卷边，我来帮您维护一下，请配合一下好吗？麻烦您躺好，然后把您插管手臂放松外展，我现在看看穿刺点及周围皮肤情况，嗯，穿刺点及周围皮肤无红肿疼痛，我去准备用物，请稍等一会。"

（续表）

项　目	操　作　流　程	行　为　规　范
操作前准备	1. 护士准备：洗手、戴口罩 2. 物品准备：PICC 换药包、洗必泰棉球、酒精棉球、透明敷贴、胶布、思乐扣、正压接头、剪刀、20 ml 注射器、无菌生理盐水 100 ml 等 3. 环境准备：安静、整洁，光线充足	操作者自身、物品、环境准备符合要求
操作中	1. 携用物至床旁，双向核对患者信息，再确认患者身份 2. 患者体位舒适、置管手臂外展 3. 拧下输液接头，用酒精棉片消毒导管接口（用力摩擦≥15 秒） 4. 抽回血，用 0.9% 生理盐水≥10 ml 脉冲式冲管；正压封管 5. 薄纱片包裹输液接头并固定 6. 向穿刺点方向 0°或 180°无张力揭除旧敷料（有固定翼者左手戴无菌手套，取出固定翼放于无菌包内），再次观察导管外露长度、穿刺点及周围皮肤情况 7. 快速手消毒 8. 以 PICC 穿刺点为中心消毒皮肤（15 cm×15 cm）及导管，有固定翼者右手戴无菌手套并用酒精棉片用力揉搓固定翼≥15 秒（包括凹槽），安装固定翼（离穿刺点 1～2 mm），自然待干 9. 单手持膜，无张力粘贴敷料，穿刺点居中，塑形；从预切口处移除边框，一边移除边框，一边按压透明敷料 10. U 形固定导管 11. 注明维护日期并签名	"××您好！我现在开始给您做维护了，请把您的置管手臂放松外展，谢谢您的配合。" "××，您别紧张，我的动作会尽量轻柔。给你冲管的时候会有些凉，有其他不舒服您随时告诉我。我现在给您消毒皮肤，如果局部皮肤有疼痛或者痒感请告知我。" "我已帮您做好导管维护，您的 PICC 管是通畅的，您现在有什么不舒服吗？如果贴膜有卷边，穿刺点有明显疼痛感及瘙痒，立即告知我，谢谢。"
整理	1. 协助患者取舒适体位 2. 分类处理用物 3. 洗手，处理医嘱	"××，我现在已换好药了，如果有需要，请及时按铃，我也会定时巡视病房的，再次谢谢您的配合。"

·注意事项·

(1) 维护前及维护中均应全面评估：患者的配合度,穿刺点及周围皮肤有无异常,敷贴是否正常,外露导管是否打折,导管是否通畅有回血,有无积血及药物沉淀,周边皮肤有无皮损。

(2) 应由静疗专业护士或经过专业培训的护士进行操作,宜使用专用维护包。

(3) 穿刺及维护时应选合适的皮肤消毒剂,宜选用 2%葡萄糖酸氯己定乙醇溶液(年龄<2 个月的婴儿慎用)、有效碘浓度不低于 0.5%的碘伏或 2%碘酊溶液和 75%酒精。

(4) 消毒时应以穿刺点为中心擦拭、至少消两遍或遵循消毒剂使用说明书,待自然干燥后方可粘贴敷料。

(5) 应 0°角或者 180°角向穿刺点方向撕除贴膜。

(6) 普通导管冲封管应使用≥10 ml 注射器或一次性专用冲洗装置,如果遇到阻力或者抽吸无回血,应进一步确定导管的通畅性,不应强行冲洗导管。

(7) 应采用脉冲式冲管,正压手法封管。

(8) 封管溶液宜采用 0.9%生理盐水或 0~10 U/ml 肝素钠封管液。

(9) 无菌透明敷料应至少每 7 天更换一次,无菌纱布敷料应至少每 2 天更换一次,若穿刺点部位发生渗液、渗血时应及时更换敷料,穿刺部位的敷料发生松动、污染等完整性受损时应立即更换。

(10) 输液接头常规 7 天更换一次,若输液接头内有血液残留、完整性受损或取下后,应立即更换。

附：PICC 导管维护的考核标准(参考)

项目	考核操作要点	标准分	评分细则	扣分说明
仪表	1. 仪表端庄、服装整洁	5	衣帽不整齐,工作服不洁、戴首饰、未穿护士鞋、浓妆艳抹,发现一处扣 1 分	

（续表）

项目	考核操作要点	标准分	评 分 细 则	扣分说明
解释评估	2. 解释操作目的	5	未交流、未解释扣5分	
	3. 评估患者病情、意识状态、合作程度、PICC导管、输液接头、穿刺点及周围皮肤情况,臂围测量正确	5	评估不全或不准确扣5分（包括置管侧手臂肿胀未测量臂围）	
操作前	4. 洗手、戴口罩	2	未洗手、戴口罩扣2分	
	5. 检查备齐用物	3	用物不齐,缺一项扣1分（最高扣3分）	
操作中	6. 输液接口消毒正确	5	接口未消毒或消毒方法错误扣5分	
	7. 冲封管空针及冲封管液选择正确	7	空针大小选择错误扣4分 冲封管液选择错误扣3分	
	8. 冲封管手法正确	8	脉冲冲管手法不正确扣4分 正压封管手法不正确扣4分	
	9. 手消毒(4次)	5	未进行手消毒或消毒时机不准确扣5分	
	10. 揭除旧敷料正确	5	揭除旧敷料手法不正确扣5分	
	11. 评估穿刺点	4	未评估穿刺点扣4分	
	12. 穿刺点皮肤消毒正确	16	穿刺点皮肤消毒范围不正确扣4分 消毒手法不正确扣5分 消毒液选择不正确扣4分 消毒未待干扣3分	
	13. 贴无菌敷料方法正确	6	张力贴敷料扣4分 穿刺点不在贴膜中心扣2分	
	14. 导管固定正确	4	导管"J"形弯曲、塑形固定不正确扣4分	

（续表）

项目	考核操作要点	标准分	评分细则	扣分说明
操作后	15. 处理用物方法正确、洗手记录	5	用物未处理或处理错误、未洗手记录扣5分	
	16. 交代注意事项及宣教	5	未交代注意事项、宣教扣5分	
评价	17. 操作轻柔稳重、安全准确	5	动作不规范，操作漏项扣5分	
理论提问	18. PICC维护注意事项	5	理论回答少一条扣1分	
	19. 常用消毒液是什么及使用方法			
总分		100	得分	

（钱小洁）

十四、中心静脉导管(CVC)维护技术

案 例

护士小张在××医院普外科病房工作,是一名刚入科的新护士,目前她跟着责任组长王老师熟悉责任护士工作。一天早上小张跟着王老师正在床旁交接病情,6床患者许××家属指着患者颈部的中心静脉导管(CVC)问小张:"小张,我们这个针有点渗血,要紧吗?"小张看CVC透明贴膜内渗血不多,于是未等王老师开口,就说:"没关系的,昨天手术中插的管子,今天有点出血正常的。"家属又问:"昨天手术下来的时候你们护士讲出血的话要换贴膜的。"小张不耐烦地对家属说:"我看过了,换贴膜的时间还没到呢,一点点渗血没有关系的,不需要换。"家属继续问:"这样会不会感染啊?"小张回答说:"阿姨,需要换我们自然会换的,你就不要操心了。"责任组长王老师在旁边看了,赶紧说:"阿姨,您别着急,我们再来看看。"于是王老师带着新护士小张又仔细观察了患者的CVC导管,经过评估,发现穿刺点有少量渗血,肝素帽内还有一点陈旧性积血,忙说"阿姨,谢谢您的提醒,我马上准备用物帮您爱人再维护一下,您放心吧!"

【思考】

(1)你觉得护士小张在操作中存在哪些问题?

(2)如何在工作中规范自身的行为?

【分析】

1. 主要存在的问题

● 在操作流程方面

(1)对于新置管患者的穿刺点局部未进行有效观察。

（2）穿刺点局部有渗血未及时予以处理。

● 在行为规范方面

（1）对待患者家属态度生硬，未提供主动热情服务。

（2）未征求带教老师意见，不懂装懂，自作主张。

2. 如何在工作中规范自身的行为

（1）作为责任护士，小张应每日主动观察穿刺点及周围皮肤的完整性；若穿刺点部位发生渗液、渗血时应及时更换敷料；同时应重视患者及家属的主诉，仔细评估，发现问题及时处理。

（2）对新护士培训时，应加强《静脉治疗护理技术操作规范》的学习，并进行 CVC 维护等静脉技术操作及文明礼仪培训，在规范静疗操作的同时，提醒她们重视患者及家属的主诉，根据主诉仔细观察评估，进一步培养她们的职业素养，提升静疗实践能力。

· 要求 ·

（1）应每日观察穿刺点及周围皮肤的完整性。

（2）无菌透明敷料应至少每 7 天更换一次。

（3）无菌纱布敷料应至少每 2 天更换一次。

（4）若穿刺点部位发生渗液、渗血时应及时更换敷料。

（5）穿刺部位的敷料发生松动、污染等完整性受损时应立即更换。

· 操作流程及行为规范 ·

项　目	操 作 流 程	行 为 规 范
核对医嘱	操作者转抄执行单与医嘱单经办公班两人核对，确认无误	
评估	1. 患者病情、年龄、意识状态及配合程度 2. 评估导管的穿刺点、皮肤、外露刻度 3. 告知维护的目的及注意事项	"您好！请问您叫什么名字？腕带给我看一下好吗？您的 CVC 管穿刺点有渗血，我来帮您维护一下，请配合一下好吗？麻烦您躺好，然后请把您的头往置管

（续表）

项　目	操　作　流　程	行　为　规　范
评估		对侧侧过去，我现在看看穿刺点及周围皮肤情况，嗯，穿刺点就是渗血，其他都好，我去准备用物，请稍等一会。"
操作前准备	1. 护士准备：洗手、戴口罩 2. 物品准备：无菌治疗巾、2%葡萄糖酸氯己定乙醇消毒液、棉签、透明敷贴、胶布、正压接头、20 ml 注射器、无菌生理盐水 20 ml 等 3. 环境准备：安静、整洁，光线充足	操作者自身、物品、环境准备符合要求
操作中	1. 携用物至床旁，双向核对患者信息，再确认患者身份 2. 患者体位舒适，患者头向置管对侧侧过去 3. 取出无菌巾垫患者穿刺侧脖子下方，0.9%生理盐水预冲正压接头（双腔导管预冲 2 个正压接头） 4. 拧下输液接头，用 75%酒精棉片消毒导管接口（用力摩擦≥15 秒）（双腔导管双接口都应严格消毒，一腔一片酒精棉片） 5. 连接预冲好的正压接头和 0.9%生理盐水，抽回血（勿抽进正压接头内），见回血后生理盐水 10 ml 脉冲式冲管并正压封管（空针≥10 ml）（双腔导管双管都应脉冲冲管，正压封管，一腔一个冲封管液） 6. 向穿刺点方向 0˚或 180˚无张力揭除旧敷料，再次观察导管外露长度、穿刺点及周围皮肤情况 7. 快速手消毒 8. 以 CVC 穿刺点为中心消毒皮肤（15 cm×15 cm）及导管，若有可卸式固定翼应取下，用 75%酒精棉片用力摩擦≥15 秒，彻底消毒再装上（需戴无菌手套） 9. 单手持膜，无张力粘贴敷料，穿刺点居中，塑形；从预切口处移除边框，一边移除边框，一边按压透明敷料 10. "U"形固定导管 11. 注明维护日期并签名	"××，您好！我现在开始给您做维护了，您不用紧张，脖子尽量放松，我尽量轻点的，您安心。给您冲管的时候会有些凉，有什么不舒服您随时告诉我。我现在给您消毒，如果局部皮肤有疼痛或者痒感请告知我。" "我已帮您做好导管维护，您的 CVC 管是通畅的，您现在有什么不舒服吗？如果贴膜有卷边，穿刺点有明显疼痛感及瘙痒，立即告知我，谢谢。"

（续表）

项 目	操 作 流 程	行 为 规 范
整理	1. 协助患者取舒适体位 2. 分类处理用物 3. 洗手,处理医嘱	"××,我现在已换好药了,如果有需要,请及时按铃,我也会定时巡视病房的,再次谢谢您的配合。"

·注意事项·

（1）维护前及维护中均应全面评估：患者的配合度,穿刺点及周围皮肤有无异常,敷贴是否正常,外露导管是否打折,导管是否通畅有回血,有无积血及药物沉淀,周边皮肤有无破损。

（2）操作者应经过专业培训,宜使用专用维护包。

（3）穿刺及维护时应选合适的皮肤消毒剂,宜选用 2%葡萄糖酸氯己定乙醇溶液（年龄＜2 个月的婴儿慎用）、有效碘浓度不低于 0.5%的碘伏或 2%碘酊溶液和 75%酒精。

（4）消毒时应以穿刺点为中心擦拭、至少消毒两遍或遵循消毒剂使用说明书,待自然干燥后方可粘贴敷料。

（5）应 0°角或者 180°角向穿刺点方向撕除贴膜。

（6）普通导管冲封管应使用≥10 ml 注射器或一次性专用冲洗装置,如遇阻力或者抽吸无回血,应进一步确定导管的通畅性,不应强行冲洗导管。

（7）应采用脉冲式冲管,正压封管手法。

（8）封管溶液宜采用 0.9%生理盐水或 0～10 U/ml 肝素钠封管液（肝素钠封管液剂量为导管＋延长管容积的 1.5 倍）。

（9）无菌透明敷料应至少每 7 日更换一次,无菌纱布敷料应至少每 2 日更换一次,若穿刺点部位发生渗液、渗血时应及时更换敷料,穿刺部位的敷料发生松动、污染等完整性受损时应立即更换。

（10）输液接头常规 7 日更换一次,若输液接头内有血液残留、完整性受损或取下后,应立即更换。

附：CVC 维护考核标准（参考）

项目	考核操作要点	标准分	评 分 细 则	扣分说明
仪表	1. 仪表端庄、服装整洁	5	衣帽不整齐,工作服不洁、戴首饰、未穿护士鞋、浓妆艳抹,发现一处扣 1 分	
解释评估	2. 解释操作目的	5	未交流、未解释扣 5 分	
	3. 评估患者病情、意识状态、合作程度、CVC 导管、输液接头、穿刺点及周围皮肤情况	5	评估不全或不准扣 5 分	
操作前	4. 洗手、戴口罩	2	未洗手、戴口罩扣 2 分	
	5. 检查备齐用物	3	用物不齐,缺一项扣 1 分(最高扣 3 分)	
操作中	6. 输液接口消毒正确	5	接口消毒液选择错误扣 2 分,消毒时间不够扣 3 分	
	7. 预冲输液接头	5	未预冲输液接头扣 5 分	
	8. 无张力揭除旧敷料	10	张力性揭除旧敷料扣 10 分	
	9. 观察穿刺点局部情况	5	未观察穿刺点扣 5 分	
	10. 手消毒(3 次)	5	未进行手消毒扣 3 分,洗手时机不对扣 2 分	
	11. 穿刺点皮肤消毒正确	17	穿刺点皮肤消毒范围不正确扣 3 分 手法不正确扣 3 分 消毒液选择不正确扣 3 分 消毒未待干扣 3 分 可卸式固定翼消毒方法不正确扣 3 分 装固定翼未戴无菌手套扣 2 分	
	12. 贴无菌敷料方法正确	8	张力贴敷料扣 5 分 穿刺点不在贴膜中心扣 3 分	

（续表）

项目	考核操作要点	标准分	评 分 细 则	扣分说明
操作中	13. 导管固定正确	5	导管"J"形弯曲、塑形固定不正确扣5分	
操作后	14. 整理处理用物方法正确	5	用物未处理或处理错误、未洗手记录扣5分	
	15. 交代注意事项及宣教	5	未交代注意事项、宣教扣5分	
评价	16. 操作轻柔、操作熟练	5	动作不规范，操作漏项扣5分	
理论提问	17. CVC维护注意事项	5	理论回答少一条扣1分	
	18. 常用消毒液是什么及消毒方法			
总分		100	得分	

（钱小洁）

第三章

重症监护技术操作流程及行为规范

一、心肺复苏基本生命支持技术

案 例

护士小刘在××医院急诊留观病房工作，至今已经工作两年了，目前她也作为责任护士，参与分管患者。今日上午8时，一位怀疑急性心肌梗死的患者，男，59岁，留观急诊留观室，留观后，医嘱报病重，要求给予24小时心电监护。上午8时40分，患者坚决要求去厕所，经医生护士劝阻无效在家属的陪同下，该患者前往洗手间上厕所。结果，在洗手间突发意识不清，伴轻微抽搐。家属大声呼救："护士，我家病人在洗手间里，突然晕过去了，还在抽，快来看一下！"正在巡视的小刘听到家属呼救，嘟囔了一句："急什么，马上就来了！"到达患者身边后，发现患者脸色苍白，嘴唇发绀，小刘立刻慌乱，不知所措，又立刻跑出去寻找其他护士帮忙，留患者与家属于洗手间。由于洗手间地面潮湿，小刘险些滑倒，刚出门遇到护士小徐，请求小徐帮忙。小徐立刻通知了医生，推抢救车赶紧过来。在小刘继续为患者实施心肺复苏的过程中，医生发现小刘按压的部位已经有所偏移、按压的频率过浅、按压的深度也没有达到标准，见此情形，医生接过去进行按压，让小刘进行人工球囊辅助呼吸。在球囊通气的过程中，医生发现小刘的球囊面罩没有扣紧，漏气，就让护士小徐协助进行人工球囊辅助呼吸。医生和小徐进行了5轮的按压和通气后，医生对复苏的情况进行判断，发现患者神志转清，面色转为红润，颈动脉搏动也恢复，后就在家属协同下，医生、护士一起将患者转运到病床继续进行监护治疗。

【思考】

（1）你觉得护士小刘在操作中存在哪些问题？

(2) 如何在工作中规范自身的行为?

【分析】

1. 主要存在问题

● 在操作流程方面

(1) 危重患者抢救意识不强。

(2) 危重患者抢救原则不清。

(3) 专业技术技能掌握不到位,抢救效果不佳。

● 在行为规范方面

(1) 护士说话态度生硬,尤其紧急抢救患者时,一定要注意言行举止,避免产生不必要的护理纠纷。

(2) 护士爱伤意识薄弱,护理服务意识不强。

2. 如何在工作中规范自身的行为

(1) 努力学习各项急救操作技能。

(2) 锻炼自我心理素质,提高灵活抢救的能力。

(3) 患者发生病情变化时,不能离开,要呼叫帮助。

(4) 熟悉各项业务工作,加强自身修养,改善服务态度。

·目的·

(1) 以徒手操作来恢复猝死患者的自主呼吸和意识,抢救发生突然、意外死亡的患者。

(2) 建立有效的人工呼吸、人工循环,迅速有效地恢复生命器官的血液供应和供氧。

·操作流程及行为规范·

项　目	操　作　流　程	行　为　规　范
素质要求	操作者修剪指甲,手背不佩戴戒指、手镯等饰物;手部无伤口	服装整洁,仪表端庄

（续表）

项　目	操　作　流　程	行　为　规　范
操作前 准备	1. 按规定着装 2. 备齐操作用物（按压板、简易呼吸器、面罩、纱布）至床旁 3. 评估周围环境安全	评估周围环境是否安全，如地面是否有水、周围是否有人围观、有水的话将患者移至没有水的地方
操作中	1. 评估 　（1）判断患者意识 　（2）判断患者脉搏的同时判断呼吸 　（3）请人通知医生或按铃呼救 2. 心脏按压 　（1）放置复苏板或者置于硬板床，两乳头连线中点位置为按压部，两手重叠，双臂肘关节伸直 　（2）按压胸廓下陷5～6 cm，迅速放开，胸廓充分回弹，频率100～120 次/分，连续按压30 次 3. 开放气道 　（1）清理呼吸道，取下义齿 　（2）采用仰头抬颏法：把左手放在患者前额，手掌把额头用力往后推，使头部向后仰，右手的手指放在下颌处，向上抬 4. 简易呼吸器 　（1）连接氧气管，氧流量：8～10 L/min 　（2）以EC手法固定面罩，另一手挤压简易呼吸器 　（3）每次送气量400～600 ml（单手），频率8～10 次/分 　（4）做5 个循环 5. 有效指征 　（1）扪及颈动脉搏动恢复 　（2）面色、口唇、甲床转为红润 　（3）面罩内有雾气出现，出现自主呼吸 　（4）观察瞳孔等大正圆，对光反射灵敏 6. 安置患者 　（1）撤去复苏板，用枕 　（2）舒适体位，保暖	1. 呼叫患者同时摇患者的肩部，大声呼喊："××患者或同志，你怎么了?" 2. 5 个循环后，观察瞳孔，"××患者或同志，您能听到我说话吗? 能听到的话眨眨眼睛。" 3. "××患者现在您的病情已平稳了，我们会继续加强对您的监护的，我就在您的身旁，有什么不舒服，请告诉我们。"
操作后	1. 健康教育：告知患者病情及相关知识 2. 洗手，正确记录，登记于护理文书	

·注意事项·

（1）胸外按压时应确保足够的频率与深度,尽量减少中断,每次胸廓心脏按压后要让胸廓充分的回弹,以保证心脏得到充分的血液回流,如需建立人工气道或除颤时,中断不应超过10秒。

（2）胸外按压时肩、肘、腕在一条直线上,并于患者身体长轴垂直。按压时,手掌掌根不能离开胸壁。

（3）人工通气时,避免过度通气。送气时,送气量不宜过大,以免引起胃部胀气。

（4）成人使用1～2 L的呼吸器,如气道开放无漏气,1 L简易呼吸器挤压1/2~2/3,2 L简易呼吸器挤压1/3。

（5）如患者没有人工气道,吹气时稍停按压。如患者有人工气道,吹气时可不暂停按压。

附：心肺复苏考核标准（参考）

项目	考核操作要点	标准分	评分细则	扣分说明
仪表	1. 仪表端庄、服装整洁	3	衣帽不整齐,戴首饰,指甲长发现一处扣1分	
操作前	2. 备齐用物	2	用物不齐,发现一处扣1分	
评估	3. 现场环境安全	2	未评估现场环境扣2分	
操作中	4. 核对正确	2	未核对患者扣2分	
	5. 判断患者意识	3	未判断意识或判断方法不正确扣3分	
	6. 按铃呼救,看时间	5	未呼救扣3分,未看时间扣2分	
	7. 评估脉搏	5	快速评估呼吸,看胸廓起伏,感觉呼吸,未执行扣3分 同时摸同侧颈动脉,检查脉搏时间至少5秒,不超过10秒,未执行或执行不到位扣2分	

（续表）

项目	考核操作要点	标准分	评 分 细 则	扣分说明
	8. 无自主呼吸，无脉搏搏动，立即胸外心脏按压	2	未仰卧位放到硬质平面上扣1分 头、颈、躯干未在一条直线上扣1分	
	9. 安置体位：去枕仰卧位，松解患者衣裤，放复苏板	4	未解开衣裤、腰带，暴露患者胸腹部扣4分	
	10. 定位正确	5	定位不准确扣5分	
	11. 两手重叠，掌根紧贴胸壁	2	方法不正确扣2分	
	12. 按压胸廓下陷5～6厘米	5	深度过浅或过深扣5分	
	13. 按压匀速，胸廓充分回弹	5	未回弹或回弹不到位扣5分	
	14. 按压频率100～120次/分	5	过快或过慢扣5分	
操作中	15. 检查口腔、去义齿、清除口鼻腔分泌物	3	检查不到位扣3分	
	16. 打开气道方法正确：取仰头抬颌位，注意保护颈椎	5	方法不正确扣5分	
	17. 连接氧气管，调节氧流量	5	未连接氧气管扣3分，氧流量调节不正确扣2分	
	18. 固定面罩，手法正确	5	未采取EC手法固定或固定方法不正确堵塞气道扣5分	
	19. 挤压球囊，手法正确	3	手法不正确扣3分	
	20. 频率：8～10次/分	2	频率过快或过慢扣2分	
	21. 要求：连续按压30次，送气2次，5个循环	5	未做到5个循环扣5分	
	22. 观察病情：触摸颈动脉搏动，观察呼吸、神志、面色（口述结果）	3	未观察病情扣3分	

（续表）

项目	考核操作要点	标准分	评分细则	扣分说明
操作中	23．撤去复苏板	2	未撤复苏板扣2分	
	24．用枕，协助取舒适体位，保暖安抚患者，做好心理护理	5	未做好体位管理扣3分 未做好心理护理扣2分	
操作后	25．整理处理用物	1	未处理用物扣1分	
	26．洗手记录	1	未洗手记录扣1分	
评价	27．动作轻巧、熟练、正确	5	动作粗暴、不准确、流程欠熟练扣5分	
理论提问	28．心肺复苏注意事项	5	理论回答少一条扣1分	
	29．心肺复苏有效指征			
总分		100	得分	

（吕　君）

二、心电监测技术

案 例

　　护士小张在××医院的急诊留观病房工作，至今已经工作两年了，目前她也作为责任护士，参与分管患者。今日，5床李某，晨起血压突然升高，遵医嘱给予心电监护监测。在为患者连接心电监护时，患者多次问及"这是干嘛的"，小张草草地回了句："就是监测生命体征的，你不用问那么多，配合我们就行了。你的话就跟这早上的事一样，又多又烦，麻烦您老人家就歇着吧！就当造福我们了！还有什么不正常的，监护仪会自己报警的，没事别叫我们啊！"就当这时小张连接好心电监护，准备为患者测量血压时，患者突然打断："护士我这个手上有血透造瘘管！"小张立刻把血压袖带拿了下来，大声呵斥："你怎么不早说啊，要是瘘不能用了自己负责啊！"于是换了只胳膊为李某测量血压，心电监护的导联线也凌乱地缠绕在患者身上。小张连接完毕后，也没等血压结果出来，也未调整报警值，便离开了该患者。不一会，血压测量结果为178/102 mmHg，患者着急想立刻通知医生，可是想到刚刚护士说的话，并且监护仪也未报警，于是想自己直接去找医生！医生过来后仔细看了下监护仪，调节了袖带，重新测量了一下，血压是正常的。

【思考】

　　(1) 你觉得护士小张在操作中存在哪些问题？

　　(2) 如何在工作中规范自身的行为？

【分析】

1. 主要存在问题

● 在操作流程方面

(1) 监护仪使用前评估不完全。

(2) 监护仪使用不规范。

(3) 监护仪导联线未合理放置。

(4) 未对患者及家属做好宣教解释工作。

(5) 未做好患者病情观察以及生命体征记录。

● 在行为规范方面

(1) 护士护理文明用语不规范。

(2) 服务态度差。

2. 如何在工作中规范自身的行为

(1) 护士小张应规范学习各项仪器设备的使用及操作;努力提升自身护理服务态度;学习并做好各项病情观察及护理文书的记录工作;做任何操作应该合理地向患者及家属做好解释宣教工作。

(2) 护士长加强全科室监护仪使用及相关知识的培训;加强各项仪器设备使用的考核,尤其年资较轻的护士;加强年轻护士礼仪沟通方面的培训。

(3) 加强护士礼仪培训;不但要规范年轻护士的行为,还要培养她们的职业素养。

·目的·

(1) 对患者生命体征变化进行持续不断的动态监测。

(2) 持续显示心电活动,及时判断心律失常。

(3) 持续观察 ST 段与 T 波改变,及时观察心肌损害与缺血及电解质紊乱情况。

(4) 监测药物的治疗效果,及时发现医护人员感觉器官不能判断或来不及判断的危急情况，为临床诊断、治疗和护理提供可靠的依据。

· 操作流程及行为规范 ·

项 目	操 作 流 程	行 为 规 范
素质要求	操作者修剪指甲，手背不佩戴戒指、手镯等饰物	服装整洁，仪表端庄
操作前准备	1. 按规定着装 2. 了解病情、意识状态、胸部皮肤情况 3. 用物准备齐全（心电监护仪、电极片、酒精棉球、清洁纱布、弯盘） 4. 洗手、戴口罩	"××患者您好！由于病情需要，现在要为您进行心电监护，便于病情的观察，请您配合！先让我检查一下您的皮肤情况好吗？"
操作中	1. 监护仪准备 　（1）连接监护仪电源 　（2）开机检测监护仪，正常后呈待机状态 2. 患者准备 　（1）查对，核对患者的住院号、姓名，向患者解释 　（2）协助患者取仰卧位 　（3）暴露患者操作区域 3. 连接各导联线 　（1）用乙醇棉球擦净胸部皮肤，安放电极 　（2）连接 ECG、SPO_2、血压计袖带 　（3）打开监护仪 　（4）设置并调节监护参数 　（5）整理固定各种导线，不得有折叠 4. 健康教育 　（1）清醒的患者，告知监测目的及注意事情，取得配合；告知患者及家属，避免电磁波的干扰（如使用手机、电脑等） 　（2）停机后向患者说明，取得合作后再关机、断电源	"××您好！现在用物都已准备好，要给您消毒一下您的皮肤，可能会有点凉，请您配合一下，谢谢。"（连接监护仪过程中随时询问患者的感受） "××您好！现在监护仪已经连接好，您翻身的时候注意点，当心导联线压在身体下面，损伤皮肤，另外在仪器使用期间不要使用电子产品，防止电磁干扰，影响监护效果，设备带上不要充电，保证安全，谢谢！"
操作后	1. 整理用物 　（1）任何物品不能放置于监护仪上 　（2）患者体位舒适，询问其需求 2. 洗手记录 　（1）洗手 　（2）观察记录及时正确	"××，您好！现在监护仪已经连接好，有什么不舒服吗？您有什么需要帮助，请及时按铃呼叫我，我也会随时来看您的，谢谢您的配合。"

·注意事项·

（1）放置电极片时，应避开伤口、瘢痕、中心静脉插管、起搏器及电除颤时电极板的放置部位。

（2）不能在输液侧测量血氧饱和度及有动静脉瘘的肢体上测血压，血压袖带及血氧饱和度探头 2～4 小时更换部位。

（3）密切观察心电图波形，及时处理干扰和电极脱落。

（4）每日定时回顾患者 24 小时心电监测情况，必要时记录。

（5）正确设置报警界限，不能关闭报警声音，报警范围设定在安全范围非正常范围。出现报警及时评估、处理。

（6）定期观察患者粘贴电极片处的皮肤，定时更换电极片和电极片的位置。

（7）对躁动患者，应当固定好电极和导线，避免电极脱位以及导线打折缠绕。

（8）停机时，先向患者说明，取得合作后关机，断开电源。

附：心电监测考核标准（参考）

项目	考核操作要点	标准分	评分细则	扣分说明
仪表	1. 仪表端庄、服装整洁	5	衣帽不整齐，戴首饰，未穿护士鞋，浓妆艳抹，发现一处扣1分	
评估	2. 患者病情、意识状态、合作程度、有无吸氧	5	不了解患者病情、未交流、解释取得合作扣5分	
	3. 患者局部皮肤、指甲情况	5	未评估局部皮肤及指甲情况扣5分	
操作前	4. 洗手、戴口罩	1	未洗手、戴口罩扣1分	
	5. 备齐用物，检查心电监护仪性能	4	用物不齐，缺一项扣1分 未检查心电监护仪性能扣2分	

（续表）

项目	考核操作要点	标准分	评分细则	扣分说明
操作中	6. 推车携用物至床旁	2	未推车携用物至床旁扣2分	
	7. 核对患者,告知目的并评估患者	5	未核对扣3分 未告知目的并评估患者扣2分	
	8. 协助患者取合适体位	3	未协助患者摆放体位扣3分	
	9. 连接电源,打开电源开关,将电极片连接至监护仪导联线上	5	未连接电源,打开电源开关扣3分 未将电极片连接至监护仪导联线上扣2分	
	10. 用酒精棉球清洁皮肤	2	未清洁皮肤扣2分	
	11. 将电极片贴于患者胸部正确位置,避开伤口,必要时避开除颤部位	5	电极片粘贴位置不正确扣5分	
	12. 缠绕并固定血压袖带,测量首次血压	5	未缠绕并固定血压计袖带扣3分 未测量首次血压扣2分	
	13. 正确连接血氧饱和度监测指夹	5	血氧饱和度监测指夹连接不正确扣5分	
	14. 根据病情选择适当的导联,保证监护波形清晰、无干扰	5	未选择适当的导联,波形不清晰扣5分	
	15. 设置报警上下限和血压测量间隔	8	未设置报警上下限扣5分 未设置血压测量间隔扣3分	
	16. 协助患者舒适体位,整理床单位	5	未协助摆放体位、未整理床单位扣5分	
	17. 告知仪器使用注意事项,指导患者观察电极片周围皮肤情况	5	未告知仪器使用注意事项扣3分 未指导患者观察电极片周围皮肤情况扣2分	
	18. 观察心电监测情况,记录开始时间及各种参数指标	5	未观察扣2分 未记录开始时间及各参数指标扣3分	

（续表）

项目	考核操作要点	标准分	评分细则	扣分说明
操作后	19. 整理处理,洗手	2	未处理用物、未洗手扣2分	
	20. 做好护理记录	3	未做好护理记录扣3分	
评价	21. 操作规范熟练	5	动作欠规范、欠熟练扣5分	
	22. 监护仪连接、设置准确	5	监护仪连接、设置不准确扣5分	
理论提问	23. 心电监测注意事项	5	理论回答少一条扣1分	
总分		100	得分	

（吕　君）

三、除 颤 技 术

案 例

患者黄某，男，50岁，PCI术后，心电监护示"窦性心律"心率98次/分。晚班护士小李在巡视病房时，发现患者心电监护显示：室颤，立即呼叫医生并进行胸外心脏按压。抢救物品到位后，小李在医生还未到来时进行除颤，由于慌张、害怕、除颤流程混乱，在涂抹导电胶时两电极板互搓，双向波除颤首次200 J，没有嘱所有人离开床边，导致首次除颤失败，紧接着在医生的帮助下成功除颤，患者心律转为窦性……除颤成功后小李急于处理用物，没有及时妥善安置患者和安慰患者。

【思考】

（1）觉得小李在除颤过程中存在哪些问题？

（2）如何在工作中规范自身的行为？

【分析】

1. 主要存在问题

● 在操作流程方面

（1）专业操作技术不熟练，导致碰到抢救慌张、害怕。

（2）电极板涂抹导电胶方法不对。

（3）除颤能量选择错误。

（4）除颤时没有嘱周围人员离床放电。

● 在行为规范方面

（1）在操作结束后未与患者及家属交流沟通，没有爱伤观念。

（2）护理服务意识薄弱。

2. 如何在工作中规范自身的行为

(1) 努力学习各项急救操作技能及操作要点,防止操作时误伤他人与自己。

(2) 锻炼自我心理素质,提高灵活抢救的能力。

(3) 做任何操作应该合理地向患者及家属做好解释工作,要有爱伤观念,增强护理服务意识,避免不必要的护理纠纷。

·目的·

(1) 用电除颤释放的短暂高流量脉冲电流,直接或间接作用于心脏,使全部心肌同时除极,中断一切折返通道,消除异位心律,恢复窦性心律。

(2) 主要适用于心室颤动或心室扑动时,心脏已丧失了有效的机械性收缩功能,血液循环处于停顿状态的危急时刻。

·操作流程及行为规范·

项　目	操　作　流　程	行　为　规　范
素质要求	操作者修剪指甲,手背不佩戴戒指、手镯等饰物	服装整洁,仪表端庄
操作前准备	评估 (1) 患者意识、心电图状况,以及是否有心室颤波 (2) 计时,准备在医生的指导下进行除颤	
操作中	1. 用物准备 　(1) 备除颤仪、导电糊(或者生理盐水纱布) 　(2) 除颤仪电极片、记录单和笔、接线板 　(3) 准备好抢救物品及药品至床旁 2. 患者准备 　(1) 核对:患者姓名、年龄 　(2) 暴露除颤部位,取下金属物品 3. 仪器准备 　(1) 按要求连接导联,注意避开除颤部位 　(2) 确认患者需要除颤 　(3) 涂抹导电糊 　(4) 遵医嘱选择放电模式(非同步) 　(5) 调节能量,充电	呼叫患者同时摇患者的肩部,大声呼喊:"××患者,你怎么了?"

（续表）

项　目	操 作 流 程	行 为 规 范
操作中	4. 除颤 　（1）放置电极板：右锁骨中线第二肋间，左腋 　　　中线平第五肋间 　（2）电极板紧贴胸壁，再次确认需除颤 　（3）嘱他人离开床旁，充电，充电结束后适当 　　　加压，双手大拇指同时按放电按钮放电 5. 观察 　患者心电图波形，口述除颤成功 6. 安置患者 　（1）去枕，擦去导电糊，观察皮肤情况 　（2）安置舒适体位，保暖 7. 健康教育 　（1）呼叫并安慰患者 　（2）密切观察生命体征的变化	"××，请不要担心，您的病情已经平稳，我会一直在您的身边照顾您的，如有不适，请及时告知我们。"
操作后	1. 整理用物 　擦净电极板，充电备用 2. 洗手记录 　（1）洗手 　（2）记录正确护理文书，并登记	

·注意事项·

（1）关于先除颤还是先胸外心脏按压的问题，新指南建议，当可以立即取得体外自动除颤器（AED）时，应尽快使用除颤。当不能立即取得（AED）时，应立即开始心肺复苏，并同时让人获取 AED，视情况尽快尝试进行除颤。

（2）当患者的心律不适合电除颤时，应尽早给予肾上腺素。

（3）除颤时远离水及导电材料。

（4）清洁并擦干皮肤，不能使用酒精、含有苯基的酊剂或止汗剂。

（5）手持电极板时，两极不能相对，不能面向自己。

（6）放置电极板部位应避开瘢痕、伤口。

（7）如电极板部位安放有医疗器械，除颤时电极板应远离医疗器械至少 2.5 cm 以上。

（8）患者右侧卧位时，STERNUM 手柄电极，置于左肩胛下区与心脏同高处；APEX 手柄电极，置于心前区。

（9）安装有起搏器的患者除颤时，电极板距起搏器至少 10 cm。

（10）如果一次除颤后不能消除室颤，移开电极板后立即进行胸外心脏按压。

（11）操作后应保留并标记除颤时自动描记的心电图。

（12）使用后将电极板充分擦干，及时充电备用；定期充电并检查性能。

附：除颤操作考核标准（参考）

项目	考核操作要点	标准分	评 分 细 则	扣分说明
素质要求	1. 服装整洁，举止端庄	4	衣帽不整洁、戴首饰，未穿护士鞋，浓妆艳抹，发现一处扣1分	
	2. 语言柔和恰当，态度和蔼可亲			
评估	3. 正确判断患者病情、意识	2	未判断病情、意识扣2分	
	4. 正确判断患者心电图示波为室颤，在医生指导下进行除颤	3	未判断心电图，擅自除颤扣3分	
操作前	5. 除颤仪处于完好备用状态，准备抢救物品及药物至床边	4	除颤仪未处于备用状态，抢救物品及药品准备不全各扣2分	
操作中	6. 核对患者身份	4	未核对患者身份扣4分	
	7. 连接电源，打开开关	3	电源未连接，开关未打开扣3分	
	8. 检查机器性能完好	3	未检查机器性能扣3分	
	9. 正确连接导联线	4	导联线连接错误扣4分	
	10. 确认患者除颤	4	未确认除颤扣4分	
	11. 去枕平卧	2	未去枕平卧扣2分	
	12. 暴露患者前胸	2	前胸暴露不充分扣2分	

项目	考核操作要点	标准分	评分细则	扣分说明
操作中	13. 均匀、适量涂抹导电糊	4	导电糊涂抹不均匀扣4分	
	14. 遵医嘱选择除颤模式	2	放电模式选择错误扣2分	
	15. 调节能量、充电	4	能量调节、充电错误各扣2分	
	16. 电极板放置位置正确	5	电极板位置放置不准确扣5分	
	17. 压力适当，紧贴皮肤	4	压力不当、未紧贴皮肤各扣2分	
	18. 嘱旁人离开床边	4	未嘱旁人离开床边扣4分	
	19. 放电方法正确	4	放电方法不准确扣4分	
	20. 再次观察患者心电图波形	3	未再次观察心电图波形扣3分	
	21. 口述除颤成功	2	未口述除颤成功扣2分	
	22. 协助患者取舒适体位	3	未协助患者取舒适体位扣3分	
	23. 保暖	2	未给予患者保暖扣2分	
操作后	24. 安抚患者	3	未安慰患者扣3分	
	25. 密切观察患者生命体征的变化	3	未密切观察生命体征变化扣3分	
	26. 整理、处理用物，方法正确	2	用物处理不正确扣2分	
	27. 除颤仪充电备用	2	除颤仪未充电备用扣2分	
	28. 洗手、记录	4	未洗手、未记录各扣2分	
评价	29. 动作轻巧、熟练、正确	2	动作笨重、不熟练、错误扣2分	
理论提问	30. 除颤的适应证	6	理论少回答一条扣1分	
	31. 除颤的注意事项	6		
总分		100	得分	

（王家美）

四、简易呼吸气囊使用技术

案 例

　　护士小张在××医院实习,实习结束后留该院重症监护室工作,至今已经工作一年了。因 ICU 收治的都是全院最危重的患者,病情严重,早上交班结束后,她像往常一样整理完环境后,准备给患者做各项治疗。此时她听到心电监护在报警,回头看了一眼,没有在意,之后一直在频繁不断报警,再一看心电监护,发现 10 床呼吸频率快,心率快,血氧饱和度下降。此时她没有叫医生,而是不急不慢地把氧流量开大,结果患者血氧饱和度持续低下,她嘴里一边念叨真烦啊一边去找医生。医生到达患者床旁之后,叫护士使用面罩加球囊给患者辅助呼吸,她很不耐烦地拿起简易呼吸器,但患者血氧饱和度仍没有好转。此时医生发现,简易呼吸器没有连接氧源,面罩也没有给患者压紧,一直在漏气。医生就责怪该护士,她不但没有道歉,还和医生吵了起来……

【思考】

(1) 你觉得护士小张在操作中存在哪些问题?

(2) 如何在工作中规范自身的行为?

【分析】

1. 主要存在问题

● 在操作流程方面

(1) 没有密切观察患者生命体征。

(2) 发现异常,没有第一时间告诉医生,而是自己处理。

（3）对危重患者病情变化风险意识不强。

（4）在抢救中医护配合不当。

（5）专业操作技术不熟练。

● 在行为规范方面

（1）与医生争吵,严重破坏护士文明礼仪规范要求。

（2）在危重患者病情变化过程中未给予关怀,与护士职业道德相违背。

2. 如何在工作中规范自身的行为

（1）认真学习各项操作规范,熟练各项操作流程,规范自身行为,提升专业技能。

（2）掌握专业护理知识,严格按照操作流程执行,不能流于形式。

（3）同时对其加强操作及礼仪培训,不但要规范其行为,还要培养她的职业素养。

·目的·

（1）维持和增加机体有效通气。

（2）纠正威胁生命的低氧血症,缓解组织缺氧状态。

（3）改善患者的气体交换功能。

（4）为临床抢救争取时间。

·操作流程及行为规范·

项 目	操 作 流 程	行 为 规 范
素质要求	操作者修剪指甲,手背不佩戴戒指、手镯等饰物	服装整洁,仪表端庄
操作前准备	物品准备：简易呼吸气囊、纱布、弯盘	

（续表）

项　目	操　作　流　程	行　为　规　范
操作中	1. 评估 　（1）判断患者意识 　（2）去枕平卧，松解衣裤 　（3）呼叫，计时 2. 操作过程 　（1）确定呼吸已经停止（时间不超过 10 秒） 　（2）监测颈动脉搏动消失 　（3）清除口鼻腔内异物 　（4）有效开放患者呼吸道 　（5）调节氧流量 8～10 L/min，连接简易呼吸器 　（6）采用 EC 手法固定面罩，挤压球囊 1/2，潮气量 400～600 ml，频率 10～12 次/分，过程中评估患者的病情及观察病情变化 　（7）判断患者复苏是否有效	1. 呼叫患者同时摇患者的肩部，大声呼喊："××患者，你怎么了？" 2. "××，能听到我说话吗？听到的话请动一下您的手。"
操作后	（1）正确处理用物 （2）洗手、记录（时间、措施、效果）	"××，请不要担心，您的病情已经平稳，我会一直在您身边照顾您的，如果再出现胸闷、憋气时请及时告诉我，我会及时处理。"

·注意事项·

（1）挤压气囊时，一手固定面罩（EC 手法），另一手挤压球囊，手掌一前一后有规律地挤压，将气体送入肺内，提供足够的吸（呼）时间。挤压次数和力量依年龄而定。

（2）送气量不宜过大，以免引起患者胃部胀气。

（3）面罩加压给氧时，氧流量为 8～10 L/min，挤压球囊 1/2，潮气量为 400～600 ml；无氧源时应去除氧气储气袋，挤压球囊 2/3，潮气量为 700～1 000 ml。

（4）挤压呼吸囊时，压力不可过大，约挤压呼吸囊的 1/3～2/3 为宜，不可时大时小时快时慢，以免损伤肺组织，造成呼吸中枢紊乱，影响呼吸功能恢复。

（5）对清醒患者做好心理护理，解释应用呼吸器的目的和意义，缓解紧张情绪，使其主动配合，并边挤压呼吸囊边指导患者"吸……""呼……"。

附：简易呼吸气囊使用考核标准（参考）

项目	考核操作要点	标准分	评 分 细 则	扣分说明
操作前	1. 仪表端庄，服装鞋帽整洁	5	仪表服装不符合要求扣5分	
	2. 判断患者意识	5	未判断患者的意识扣5分	
	3. 去枕平卧，松解衣裤	5	未去枕平卧松解衣裤扣5分	
	4. 呼叫，计时	5	未呼叫计时扣5分	
操作中	5. 判断呼吸方法、时间正确监测	5	判断呼吸方法不当扣5分	
	6. 监测颈动脉搏动方向正确	5	监测颈动脉搏动方向不正确扣5分	
	7. 清除口鼻腔异物	5	未清除口鼻腔异物扣5分	
	8. 举颌动作正确	5	举颌动作不正确扣5分	
	9. 抬颈动作正确	5	抬颈动作不正确扣5分	
	10. 给氧方法、浓度正确	5	给氧方法、浓度不正确扣5分	
	11. 呼吸器连接正确、迅速	5	呼吸器连接不正确扣5分	
	12. 固定面罩EC手法正确	10	固定面罩EC手法不正确扣10分	
	13. 面罩扣紧无漏气	5	未扣紧面罩漏气扣5分	
	14. 复苏球按压深度适宜	5	复苏球按压深度不适宜扣5分	
	15. 复苏球按压频率正确	5	复苏球按压频率不正确扣5分	
	16. 及时观察患者复苏效果	5	未及时观察患者的复苏效果扣5分	

（续表）

项目	考核操作要点	标准分	评 分 细 则	扣分说明
操作后	17. 整理处理用物方法正确,洗手记录	5	未处理用物、未洗手扣5分	
理论提问	18. 面罩给氧时,适宜的给氧流量和潮气量	10	理论回答少一条扣1分	
总分		100	得分	

（蒋卓娟）

五、呼吸机辅助通气技术

　　某某医院护士小王工作 1 年,一天值夜班凌晨 2:00 多,患者家属急匆匆跑过来,说:"护士,我老公说胸闷。"护士小王并未起身,睡眼惺忪地说:"把床摇高一点就好了。"家属赶紧回去把床摇高,护士小王继续趴在桌子上睡觉,过了几分钟,家属又急匆匆地跑过来,着急地说:"护士、护士我老公更加胸闷了,你快来看一看啊!"护士小王一边不耐烦地说:"着什么急啊? 不要大惊小怪的!"一边慢吞吞地走着,过去看了一下,给值班医生打了电话。值班医生匆匆赶到,一看患者脸都发绀了,立即对小王说:"准备气管插管,连接呼吸机。"家属一听,急着大哭起来,责怪小王不负责,未及时观察病情,小王不服气与家属对峙起来……护士小王不熟练呼吸机的使用,管道也连接错误,后来索性让医生自己弄,家属更是生气了……

【思考】

　　(1) 护士在操作过程中存在哪些问题?

　　(2) 在工作中如何规范自身的行为?

【分析】

　　1. 主要存在问题

　　● 在操作流程方面

　　(1) 护士小王未及时评估患者病情、意识和缺氧状态。

　　(2) 对呼吸机辅助通气技术不熟练,未能正确快速连接呼吸机管道进行抢救工作。

　　(3) 未能及时将患者病情汇报给值班医生。

（4）未能有效配合医生进行抢救工作。

● 在行为流程方面

（1）护士小王态度不和蔼，缺乏耐心，未关怀患者及家属。

（2）未对患者及家属做好相应宣教工作。

2. 在工作中如何规范自身的行为

（1）作为科室，对呼吸机使用的相关理论和规范的操作流程需进行系统的培训和考核，规范护士在操作中不规范的行为。

（2）作为护士，应加强呼吸机使用相关知识的学习，严格执行规范操作流程。

（3）在操作中要注重人文关怀，解除患者的焦虑情绪。

·适用范围及目的·

（1）以呼吸系统疾病为主，包括肺部感染、肺不张、哮喘、肺水肿等影响肺内气体交换功能的患者，改善肺内气体交换，提高血液中氧浓度和排出二氧化碳。

（2）以外科手术为主，有利于患者麻醉恢复，维持正常的呼吸功能，减少呼吸肌运动，降低氧耗量。

（3）为睡眠呼吸暂停患者使用，通过一定的压力解决上气道的堵塞情况。

·操作流程及行为规范·

项　目	操作流程	行为规范
核对医嘱	责任护士了解病情，核对医嘱，确认无误	
解释评估	1. 核对患者身份，向患者解释操作目的及方法 2. 协助患者取合适的体位 3. 评估患者是否有义齿，如有取下义齿，正确处理 4. 评估患者意识、合作程度、呼吸机参数设定及报警设定，缺氧情况	核对床位牌（按照身份识别制度），并解释、评估。"××床××患者，您好！因为您现在严重缺氧无法改善，现在要给予您气管插管，接呼吸机辅助呼吸，这个管子是经口插入气管里的，在插管过程中可能会有些不适感觉，我们会尽量轻一点，请您放松配合一下好吗？"

（续表）

项　目	操　作　流　程	行　为　规　范
操作前准备	1. 护士准备：仪表端庄、服装整洁、六步洗手法洗手、戴口罩 2. 物品准备：检查呼吸机各管道连接是否正确；湿化瓶内加入呼吸机专用湿化水至标准刻度，并打开开关；放置呼吸机于病床合适位置 3. 环境准备：宽敞、明亮、隔帘遮挡	操作者自身准备、物品准备及环境准备符合要求、注意保护患者隐私
患者准备	1. 核对，清醒患者解释取得合作 2. 摆好体位（平卧位去枕头后仰） 3. 协助医生气管切开、气管插管或无创通气准备	协助选取舒适卧位，取得患者配合，再次双向核对。"我们现在要给您插管了，请您闭上眼睛，放松呼吸，在插管过程中会有恶心、呛咳，请您放松，双手不要乱抓，克服一下，如果实在无法忍受请您举手示意好吗？"
操作过程	1. 连接电源、氧源、气源，打开压缩机开关，使压力到 $0.35\sim0.4$ MPa，氧气压力 $0.4\sim0.6$ kg/cm^2 2. 打开主机开关，调节呼吸机模式和各种参数及报警值 3. 用模拟肺检查呼吸机是否正常工作 4. 呼吸机管道与患者连接	说明使用呼吸机过程中的注意事项，并取得配合。"××床××患者，您好！您的管子已经插好，连接了呼吸机，您现在还有什么不舒服吗？请您与呼吸机同步呼吸，避免人机对抗，影响治疗效果（治疗过程中随时询问患者的感受），谢谢您的配合。"
操作后	1. 协助患者取舒适体位，整理床单位 2. 宣教注意事项 3. 观察机器是否正常 4. 按要求消毒物品 5. 洗手、脱口罩、记录 6. 关机、待机顺序正常	操作完毕，协助整理衣被，调整卧位，教会患者非语言沟通，询问其需求。"××床××患者，您好！在带机的过程中，请不要随意拔管或调节呼吸机参数，如果有什么需要，请您使用肢体表达，我们已经为您准备了纸和笔，您也可以写下来。谢谢您的配合。"

·注意事项·

（1）保持呼吸道通畅：协助患者取半卧位，加强气道湿化，解除痰液梗阻或支气管痉挛。治疗前后协助患者翻身叩背以促进痰液的排出，若痰液黏稠无力咳出可行雾化吸入及吸痰治疗。

（2）观察人机配合：尤其是使用呼吸机 1 小时内，更应注意患者与呼吸机是否协调，有无人机对抗。

（3）在通气过程中应注意询问患者的感受，主动满足患者的各项生理需求，以提高患者的依从性。

（4）预防并发症的发生，如胃胀气、误吸、肺炎、面部压疮、刺激性角膜炎等。

附：呼吸机辅助通气技术考核标准（参考）

项目		考核操作要点	标准分	评分细则	扣分说明
素质要求		1. 服装整洁、仪表大方，举止端庄	3	衣帽不整齐、戴首饰，浓妆艳抹，一处扣 1 分	
		2. 语言温柔、恰当，态度和蔼	3	语言不文明、态度不和蔼一处扣 2 分	
评估		3. 评估病情、意识状态、合作程度及缺氧情况	5	评估不到位一处扣 2 分	
		4. 评估呼吸机参数设定，报警设定	5	评估不全一处扣 2 分	
操作前准备		5. 洗手、戴口罩	4	未洗手、戴口罩一项扣 2 分	
		6. 备齐用物	5	用物不齐，缺一项扣 1 分	
		7. 检查各管道连接是否正确	5	管道连接错误扣 5 分	
		8. 湿化瓶内加入呼吸机专用湿化水至标准刻度，并打开开关	5	未加湿化水、错加、未加至标准刻度均扣 5 分	
		9. 呼吸机放置病床合适位置	1	放置位置不合理扣 1 分	
操作过程	患者准备	10. 清醒患者解释、取得合作	2	未解释扣 2 分	
		11. 协助患者取合适体位	2	未安置体位或不合理，一处扣 2 分	
		12. 协助医生气管切开、气管插管或无创通气准备	5	协助操作不熟练扣 5 分	

（续表）

项目		考核操作要点	标准分	评分细则	扣分说明
操作过程	操作要点	13. 连接电源、氧源、气源，打开压缩机开关，使压力到 0.35~0.4 MPa，氧气压力 0.4~0.6 kg/cm²	10	连接电源、氧源、气源，打开压缩机开关，压力调节不正确，漏一项扣5分	
		14. 打开主机开关，调节呼吸机模式和各种参数及报警值	10	打开主机开关，调节呼吸机模式和各种参数及报警值漏一项或调节错误扣10分	
		15. 用模拟肺检查呼吸机是否正常工作	10	未使用模拟肺检查呼吸机运转情况扣10分	
		16. 呼吸机管道与患者连接	5	呼吸机管道与患者连接放置不合理，节水槽未朝下任一项扣5分	
操作后		17. 观察机器是否正常，记录正确	4	未观察或未记录均扣4分	
		18. 协助取舒适体位，交代注意事项	4	未协助取体位，交代注意事项不全漏一项扣2分	
		19. 关机、待机顺序正确，机器正常工作	4	关机、待机顺序错误扣4分	
		20. 处理用物，洗手、脱口罩	3	处理用物、洗手、脱口罩缺一项扣1分	
理论提问		21. 呼吸机高压报警原因及处理	5	理论回答少一项扣1分	
总分			100	得分	

（洪涵涵）

六、动脉血标本采集技术

案 例

　　护士小李在某医院某科室工作至今已经将近1年。一天她急匆匆地到病房给患者抽动脉血气分析，刚进病房门还未到患者床边，就大声说："1床，脱裤子，抽血气！"患者羞红着脸，满脸诧异地往下脱着裤子，护士小李不耐烦地说："你裤子脱那么多干嘛！"然后用力地把患者的裤子拉上去。小李摸好患者的股动脉，满脸自信地扎了下去，结果抽到了股静脉。小李又对患者说："抽成静脉血了，再抽一针。"这时患者轻轻地说："你怎么抽错了？"小李无所谓地说："动脉和静脉很近，本来就有抽错的概率，快点躺好抽血。"这时患者再也无法忍受，和护士争论了起来，护士小李不但不道歉，还和患者吵了起来……

【思考】

（1）你认为小李在操作过程中存在哪些问题？

（2）如何在工作中规范自身的行为？

【分析】

1. 主要存在问题

● 在操作流程方面

（1）操作时未做到患者身份识别。

（2）操作中未做到患者隐私保护。

（3）护士对专科操作技术掌握不够熟练。

（4）护士对身体解剖部位掌握不够。

● 在行为规范方面

（1）护士服务礼仪不规范，说话态度生硬。

（2）护士的自身素养和专业知识水平都有待提高。

2. 如何在工作中规范自身的行为

（1）认真学习各项操作规范，熟练各项操作流程，规范自身行为，提升专业技能。

（2）掌握专业护理知识，严格按照操作流程规范执行。

（3）熟悉各项业务工作，加强自身修养，改善服务态度。

·目的·

（1）判断呼吸功能，是否有缺氧和/或二氧化碳潴留，是判断呼吸衰竭最客观的指标。

（2）判断酸碱失衡，动脉血气分析是唯一可靠的判断和衡量人体酸碱平衡状况的指标。

·操作流程及行为规范·

项　目	操 作 流 程	行 为 规 范
素质要求	操作者修剪指甲，手背不佩戴戒指、手镯等饰物	服装整洁、仪表大方，举止端庄
操作前准备	1. 了解病情及操作注意事项 2. 用物准备齐全（血气专用针、消毒液、棉球、治疗巾、利器盒） 3. 洗手、戴口罩	责任护士了解患者病情，双人核对医嘱，备齐用物
操作中	1. 评估 　（1）两种方法核对患者身份，向患者解释操作目的及部位 　（2）评估患者意识、合作程度、体温、吸氧状况、凝血、穿刺部位皮肤及动脉搏动情况 　（3）协助患者取合适的体位 　（4）如采股动脉，注意隐私保护	"××您好！由于您病情的需要，现在要为您采集动脉血，检查您的肺功能，为您选择桡动脉穿刺，请您配合一下好吗？"

（续表）

项　目	操 作 流 程	行 为 规 范
操作中	2. 操作过程 　(1) 选择穿刺部位,安置合适体位,暴露穿刺点 　(2) 准备空针(动脉血气分析专用空针) 　(3) 穿刺肢体下垫治疗巾,消毒穿刺部位,直径大于 5 cm 　(4) 戴无菌手套,取按压棉签 　(5) 动脉穿刺,一针见血,血液自动回弹,采血约 1 ml 　(6) 密闭采血针头端,无空气、静脉血混入,混匀血液及肝素液 　(7) 按压穿刺部位至少 5 分钟 3. 整理宣教 　(1) 整理衣被、安置舒适体位 　(2) 交代穿刺部位注意事项 　(3) 再次核对患者身份	"××您好! 我现在开始帮您抽血了,请您放松,手臂不要动,我会尽量轻一点的。"(穿刺过程中注意随时询问患者有无不适感受) "××您好! 我现在血气分析已帮您抽好了,您有没有什么地方不舒服? 您的穿刺点按压至少 5 分钟,穿刺部位不要用力,防止皮下血肿,结果出来我会及时告诉您的,如果您有任何需要,请按铃,我会随时来看您的,谢谢您的配合。"
操作后	1. 及时送检标本及时通知医生及患者结果 2. 处理用物、消毒物品 3. 洗手、脱口罩,医嘱签名、签时间,护理文书记录	

·注意事项·

（1）告知患者家属采血前应嘱患者平卧或静坐 5 分钟,帮助患者缓解紧张情绪,防止过度通气或屏气;如患者给氧方式发生改变,应在采血前等待至少 20～30 分钟,以达到稳定状态,保证检测结果的准确性。

（2）严格无菌操作,预防感染。

（3）采血后穿刺部位按压 5～10 分钟,如有出血倾向患者则延长按压时间。

（4）标本应隔绝空气,避免混入气泡或静脉血。

（5）为避免细胞代谢造成的错误检测结果，采血后应立即送检，并在30分钟内完成检测；如进行乳酸检测，须在15分钟内完成检测。

（6）标本在运送过程中，应避免使用气动传送装置，避免由于剧烈震荡导致血标本溶血，以及PO_2等检测值的不准确。

附：动脉血气分析采集考核标准（参考）

项目	考核操作要点	标准分	评分细则	扣分说明
素质要求	1. 服装整洁、仪表大方，举止端庄	5	衣帽不整齐，戴首饰，浓妆艳抹，一处扣1分	
	2. 语言温柔、恰当，态度和蔼	5	语言不文明、态度不和蔼一处扣2分	
评估	3. 评估病情、体温、凝血、吸氧状况或者呼吸机参数的设置	5	不了解患者病情、未解释取得配合一处扣1分	
	4. 评估穿刺部位皮肤及动脉搏动情况，保护患者隐私	5	未评估穿刺部位及动脉搏动、暴露隐私一处扣2分	
操作前准备	5. 洗手、戴口罩	5	未洗手、戴口罩或不合理一项扣2分	
	6. 核对医嘱，检查、备齐用物	5	未核对医嘱或未打钩，用物不齐，缺一项扣1分	
操作中	7. 核对正确、解释得体	5	核对身份不正确扣2分，未解释或不合理扣2分	
	8. 协助患者取合适体位，暴露穿刺点	5	未安置体位或不合理，穿刺点暴露不合理一处扣2分	
	9. 准备空针	5	空针污染扣5分	
	10. 穿刺肢体下垫巾，消毒穿刺部位直径大于5 cm	5	未垫巾、消毒不规范一项扣2～3分	
	11. 戴无菌手套，取按压棉签	5	未戴无菌手套、未取按压棉签或棉签污染一处扣5分	

（续表）

项目	考核操作要点	标准分	评 分 细 则	扣分说明
操作中	12. 动脉穿刺、一针见血	5	穿刺失败扣5分	
	13. 血液自动回弹,采血约1 ml	5	采集血量过多或过少扣5分	
	14. 密闭采血针头端,无空气、静脉血混入,混匀血液及肝素液	5	未及时隔绝空气、混入静脉血,未混匀扣5分	
	15. 按压穿刺部位（至少5分钟）,脱手套	5	按压穿刺部位时间不足扣5分	
操作后	16. 及时送检,化验申请单上注明患者用氧情况	5	未及时送检或未注明用氧情况一处扣2~3分	
	17. 交代注意事项	5	交代注意事项不全扣2分,未宣教扣5分	
	18. 处理用物,洗手、脱口罩,签医嘱	5	处理用物,洗手,脱口罩,签医嘱缺一项扣1分	
评价	19. 动作轻巧、稳重、准确、安全	5	动作粗暴、不准确、小动作过多一项扣2分	
理论提问	20. 常用穿刺部位,注意事项	5	理论回答少一项扣1分	
总分		100	得分	

（洪涵涵）

— 253 —

参考文献

［1］ 查莹莹,张敏,颜超.胰岛素注射部位轮换记录单的应用与效果观察［J］.护理实践与研究,2014,(6)：29-31.

［2］ 陈海燕,钱培芬.静脉血管通路护理实践指南［M］.上海：复旦大学出版社,2016：51-53,63-65,89-92.

［3］ 陈丽娟,李秀美.腹水病人腹围测量误差因素分析［J］.护士进修杂志,1994(6)：39.

［4］ 陈维英.基础护理学［M］.3 版.南京：江苏科学技术出版社,1997：171-173.

［5］ 陈雅英.糖尿病患者自行注射胰岛素存在问题及对策［J］.心理医生,2018,24(8)：133-134.

［6］ 程红缨,杨燕妮.基础护理技术操作教程［M］.2 版.北京：人民军医出版社,2015：110-120.

［7］ 程艳艳,姚惠萍,蒋培余,等.重症患者规范化肠内营养护理流程的研究进展［J］.护士进修杂志,2017(20)：1850-1853.

［8］ 戴宝珍,余剑珍.临床护理教程［M］.上海：复旦大学出版社,2003：06.

［9］ 邓丛卉,邢宇佳.糖尿病患者胰岛素注射部位护理现状［J］.家庭医药,2018(1)：242.

［10］ 邓泽英,黄健芳.保护性约束在精神科的应用研究进展［J］.当代护士,2013,2：13-15.

［11］ 杜靖霞,杨华.末梢血糖检测值的护理质量监控［J］.北方药学,2012,9(7)：113-114.

［12］ 樊亚敏,李庆伟,申顺先,等.《无菌操作技术》教学设计［J］.中国西部科技,2008,7(35)：89.

［13］ 高倩.两种皮肤消毒方法对糖尿病患者末梢血糖监测结果的影响［J］.中国误诊学杂志,2010,10(01)：50.

［14］ 高玉芳,魏丽丽,修红.临床实用护理技术及常见并发症处理［M］.北京：人民军医出版社,2014：79-81,201-203.

［15］ 戈娜.约束用具及其应用的研究进展［J］.护理学研究,2011,26

(9)：90 - 92.

[16] 关文锦.血糖检测技术研究进展[J].右江医学,2009,37(06)：737 - 738.

[17] 贺燕,沈梅芬,吴超.人工气道内痰液与声门下滞留物粘稠度比较的研究[J].护理学报,2015,22(14)：41 - 43.

[18] 蒋洋洋,许勤,宋燕波.危重患者肠内营养安全实施流程的构建[J].护理学杂志,2012,27(14)：81 - 83.

[19] 蒋朱明,江华,詹文华,等.制定肠外肠内营养指南和规范的"指南"：方法学、推荐意见分级与通过程序[J].中华临床营养杂志,2006,14(5)：283 - 288.

[20] 孔胜利.便携式血糖检测仪测定结果准确性影响因素分析及对策[J].医学研究与教育,2011,28(02)：89 - 91.

[21] 李冰,陆柳雪,李丹.护理技能操作标准与语言沟通[M].北京：人民军医出版社,2015：150 - 152,201 - 203.

[22] 李兰娟.重大传染病社区综合防治实施方案和操作规程[M].北京：科学出版社,2012：98 - 100.

[23] 李清杰,刘运喜.医院感染防控指南[M].北京：人民军医出版社,2010：350 - 355.

[24] 李小寒,尚少梅.基础护理学[M].6 版.北京：人民卫生出版社,2017：25 - 26.

[25] 李晓玲,白阳静.外科护理技术[M].北京：人民卫生出版社,2011：80.

[26] 李妍.ICU 身体约束使用的研究进展[J].护理研究,2018,28(4)：396 - 398.

[27] 李燕,林玲.系统健康教育对糖尿病患者规范注射胰岛素的影响[J].实用临床医药杂志,2016,20(24)：130 - 131.

[28] 李颖.吸痰方法的研究现状[J].护理研究,2018,22(31)：2836 - 2838.

[29] 梁敏英.肠内营养管在营养治疗过程中的观察与护理[J].医学信

息旬刊,2010,23(3)：174.

[30]　林芳.无菌操作技术临床模拟法在护理专业教学中的应用[J].齐鲁护理杂志,2014(1)：116－117.

[31]　林可可,杨存美.短效胰岛素皮下注射剂量及停留时间的探讨[J].中国实用护理杂志,2011,(1)：63－64.

[32]　刘丹丹,卢梅.不同温度膀胱冲洗对患者生命体征的影响[J].解放军护理杂志,2010,5(27)：715－716.

[33]　刘辉,贾晓东,朱珊珊,等.中国人理想腹围的推定及腹围指数的建立[J].现代预防医学,2008,35(3)：420－421.

[34]　刘莲秋,韩秋荣.孕妇腹围及宫高增长值的探讨[J].山东医药,1994(2)：28.

[35]　龙霖.基础护理技术操作流程及评分标准[M].北京：人民军医出版社,2014：59－62,112－113.

[36]　罗桂情.规律更换胰岛素注射部位对糖尿病患者血糖的影响[J].按摩与康复医学,2016,7(4)：88－89.

[37]　马灵甫,李萍.测体重与测腹围护理对肝硬化失代偿期腹水减少的效果比较[J].临床医学工程,2015(4)：494－495.

[38]　么莉,吴欣娟.《静脉治疗护理技术操作规范》及《护理分级》应用指南[S].国家卫生计生委医院管理研究所护理中心,2017：52－53.

[39]　倪美琴,沈献芳,高力琴.鼻肠营养管行肠内营养安全护理的链式管理[J].当代护士旬刊,2017(5)：176－177.

[40]　倪小英.非人工气道吸痰护理[J].全科护理,2012,10(20)：1876.

[41]　潘夏蓁,方希敏,包向燕.身体约束在 ICU 的应用研究[J].中华护理杂志,2011,10：1031－1033.

[42]　彭昱霖.不同腹围测量方法的临床实用性研究[J].医学信息,2015,28(50)：192－193.

[43]　平丽,朱建华,邵亚娣,等.营养风险评估结合个体化肠内营养管理流程在重症患者中的应用效果[J].中华现代护理杂志,2017,23(28)：3629－3631.

[44] 申忠琴,王青,向菲,等.末梢血与静脉血血糖监测的相关性研究[J].护士进修杂志,2014,29(19):1774-1775.

[45] 沈志梅,韩晶,徐燕.认知干预对老年糖尿病合并痴呆患者规范胰岛素注射部位的影响[J].齐鲁护理杂志,2015(11):76-77.

[46] 孙元平.约束用具在临床护理中的使用探讨[J].中国实用护理杂志,2004,10(20):42-43.

[47] 王国权,范静.临床护理操作及评分标准[M].北京:军事医学科学出版社,2007:72-74,120-121.

[48] 王恺凝,常宇,蔡敏."四部七区"注射法控血糖[J].特别健康,2017(12):33.

[49] 王丽,陶花,韩婷,等.住院患者胰岛素注射部位轮换图的设计与应用[J].护理学杂志,2013,28(19):23-24.

[50] 巫向前,方芳.危重症监护[M].北京:人民卫生出版社,2012:301-303.

[51] 薛广波.传染病消毒技术规范[M].北京:中国质检出版社,2013:203-205.

[52] 杨辉,宁卓慧.新编 ICU 常用护理操作指南[M].北京:人民卫生出版社,2015:101-103.

[53] 尹丽军,陈德喜,周慧.肝硬化大量腹水的整体护理研究[J].中国医药导报,2013,10(32):30-32.

[54] 于康.肠内营养支持标准及操作规程[C].中国营养学会临床营养学术会议,2004:3.

[55] 张春舫,任景坤.护士岗位技能训练 50 项考评指导[M].北京:人民军医出版社,2007:62-63.

[56] 张静,李雪洁.腹围与膀胱压的相关性研究与护理应用[J].中国实用护理杂志,2009,25(33):65-66.

[57] 张君.护理专业穿脱隔离衣的基本操作法[J].新校园,2015(5):51.

[58] 张艳芳.健康教育用于糖尿病患者自行注射胰岛素的护理指导与体会[J].饮食保健,2016,3(18):121-122.

［59］ 赵庆华,皮红英,周玉虹.危重症患者肠内营养期间胃残余量监测情况调查［J］.中华现代护理杂志,2016,22(20).

［60］ 中华人民共和国国家卫生和计划生育委员会.静脉治疗护理技术操作规范［S］.2013：4－5.

［61］ 中华人民共和国卫生部,中国人民解放军总后勤部卫生部.临床护理实践指南［M］.北京：人民卫生出版社,2011：104－105.

［62］ 中华医学会糖尿病学分会.中国血糖监测临床应用指南(2015年版)［J］.中华糖尿病杂志.2015,07(10)：603－613.

［63］ 中华医学检验医学分会.便携式血糖仪临床操作和质量管理规范中国专家共识［J］.中华糖尿病杂志,2016,96(36)：2864－2867.

［64］ 周丽娟,孟威宏.专科疾病护理流程［M］.北京：人民军医出版社,2011：12.

［65］ 朱惠.糖化血红蛋白(HbA1c)监测在糖尿病病情监测与治疗中的价值分析［J］.航空航天医学杂志,2013,24(01)：51－52.